仕事に効く漢方診断

今津嘉宏

星海

82
SEIKAISHA
SHINSHO

はじめに

働くあなたのための「漢方」

漢方、という言葉を聞いて、あなたはどんなイメージを持ちますか？

中国の伝統医学、穏《おだ》やかに効く、体質改善につながる、副作用が少ない……こういったイメージをお持ちのかたが多いかもしれません。

あるいは、迷信のような部分が少なからずあり、西洋医学にくらべて劣《おと》る……という風にとらえていらっしゃるかたもいるでしょうか？

これらは、正解であったり、半分正解であったり、はたまたまったくの誤解であったりもします。

つまり、残念なことに、まだ漢方は正しく理解されていないのです。

本書ではその誤解を解き、漢方の有効な活用方法を紹介していきますが、まず最初に、声を大にして言っておきたいことがあります。

それは、「漢方は、働くあなたの役に立つ！」ということです。

日本の漢方は科学に則った医学である

わたしは元々、外科を専門とする西洋医でしたが、同じく外科医であった父の本棚に漢方の本がたくさん並んでいたことから、漢方にも興味がありました。

そして、医師として漢方を学び、それが非常に有効な医学であることを知り、まずはがん治療の現場で漢方を活用しはじめました（現在、がん治療には広く漢方が使われています）。

いまでは、芝大門の「いまづクリニック」で、「頭のてっぺんから足の先まで」を合い言葉に、西洋医学と漢方を融合させた治療を行うクリニックを経営しています。

漢方は残念ながら、まだ一部の人からは迷信や習わしのたぐいと思われているようです。

しかし、これは大きな誤解で、最新の日本の漢方は、きちんと科学的に検証されています。

漢方薬の材料となるのは生薬《しょうやく》ですが、そのため、成分や効き目が一定でないという誤解を受けることもあります。

しかし実は、日本で流通している漢方薬はすべて、細かく定められた条件を満たし、品質が一定であることが保証されたものなのです。ですから、健康保険も使えます。

漢方は、病気になってからの治療だけではなく予防にも活躍する薬です。

つまり、保険適用で予防医学まで行えるのです。

科学された漢方は、日本の風土に合った形で培《つちか》われた医学です。

西洋医学は単一の症状に対して切れ味の鋭い効果を発揮します。それに対して、漢方医学は複数の生薬を組み合わせているため、慢性的《まんせいてき》な病気や全身にわたる病気など、複雑な症状に効果を発揮します。

そして、それぞれの体質や状態によって、その人に合った薬が処方《しょほう》されます。

つまり、小さな子ども、学生、社会人や老人まで、それぞれに合う医学だといえます。

日本で発達したために、日本人の生活に合う医学であるといってよいでしょう。

二〇〇〇年の臨床試験

最も身近な漢方薬といえば葛根湯《かっこんとう》でしょう。昔から「風邪《かぜ》には葛根湯」という言葉があります。飲んだことがあるというかたも多いでしょう。

その葛根湯は、七種類の生薬でできています。

葛《かっ》根《こん》湯《とう》

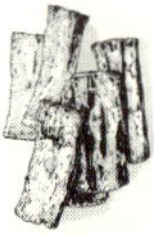

葛根（くず湯に使われるとろみ成分）

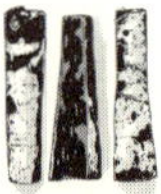

桂枝《ケイシ》（シナモンの枝）

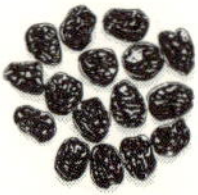

大棗《タイソウ》（ナツメの実）

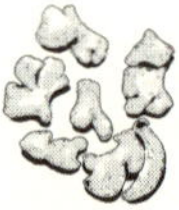

生姜《ショウキョウ》（ショウガ）

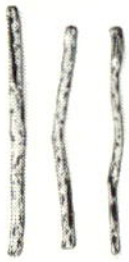

甘草《カンゾウ》（タクアンの甘み）

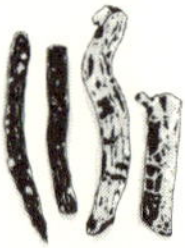

芍薬《シャクヤク》（「立てば芍薬、座れば牡丹《ぼたん》」の芍薬の根）

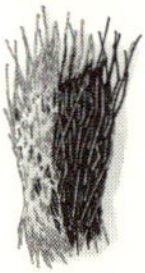

麻黄《マオウ》（気管支拡張剤に使われるエフェドリンを含んだ薬草）

匂《にお》いはシナモンのようでもありますが独特で、味は甘い感じもするし、苦い感じもあるし、粉っぽい感じもあります。このように匂いや味が複雑なのは、複数の生薬からできているからです。

葛根湯に限らず、漢方薬はひとつの薬に複数の生薬が使われています。そのため、複合的に効いていくという特徴があります。

葛根湯は、張機《ちょうき》（字《あざな》の仲景《ちゅうけい》で知られる）の『傷寒論《しょうかんろん》』という医学書が初出《しょしゅつ》と言われています。『傷寒論』が書かれたのは後漢《ごかん》末期から三国時代と言われていますから、二〇〇〇年近く前から使われているということになります。

葛根湯は風邪のときだけでなく、リンパ腺が腫《は》れたときや首筋が張っているときにも使われています。

このように様々な使いかたができるようになったのも、昔から様々な使いかたが試されることによって安全性が確かめられたことに加えて、科学的な検証が進んで有効成分が明らかになったからです。

葛根湯の材料になっているものに限らず、長く使われてきた生薬はたくさんあります。ある意味では、我々の祖先たちが長い時間をかけて臨床《りんしょう》試験を繰り返してきたのが漢方薬であるといえるでしょう。

本書の構成

では、漢方は具体的に、現代を生きるあなたの生活に、どういう風に役に立つのでしょうか？

その具体例は第二章でご紹介するとして、まず第一章では、漢方がいかなる歴史を持ち、どのようにして確立されたかをご紹介したいと思います。

漢方の源流は、ご存じのとおり中国古代に遡《さかのぼ》るのですが、それが確立され、西洋医学にも引けを取らないものとして洗練されていくのは、実は日本においてのことです。

まず第一章では、中国生まれの漢方（そのときはまだ、漢方という名前ではありません）が、日本で独自に発展していくまでをご紹介します。しかし、近代以降は不遇《ふぐう》の時代もあり、近年になって見なおされるようになってきました。

続く第二章では、そのようにして完成した漢方は、具体的にわたしたちの体のどういった不調を治す役に立つのか、代表的な症例とともにご紹介していきます。

悩まされている人が多いであろう「肩こり」「胃痛」「風邪」といっ

た症状も登場しますから、きっとお役に立つことと思います。

最後の第三章では、第二章までで紹介できなかった漢方薬やその効能、使いかたをご紹介しますが、それにとどまらず、身近な食材や、カフェインやポリフェノールといった、よく耳にする成分との付き合いかたも解説します。

エナドリは控えて漢方を

漢方は、西洋医学が不得意とする分野が得意です。

特に、未病《みびょう》（病気になる前の段階）で体調を整える「養生《ようじょう》」を得意としています。養生の思想は、かつての日本人にとっては身近なものでした。たとえば、江戸時代中期に貝原益軒《かいばらえきけん》が著した『養生訓』は当時のベストセラーになりました。この『養生訓』は、いまでも十分通用する発想で書かれています。

けれど現代の私たちは、体の調子が少し悪くても、仕事を休むことができなかったりします。その結果、仕事が忙しく養生が必要な人ほど、病院からは遠ざかってしまいます。

慢性的な**小さな不調**を抱えながら働くのは、とてもつらいことです。

そんな時こそ、漢方の出番です。

大きな問題になる前の小さな健康上のトラブルを解決することで、元気で健康な毎日を過ごすことができます。たとえば、一見すると病気ではない二日酔いも、ストレスから逃れるためにお酒を飲み、その積み重ねで二日酔いになっていると考えたらどうでしょう？同じ二日酔いでも、まったく意味が違ってくるでしょう。このようなありきたりな症状にこそ、病気のきっかけが潜《ひそ》んでいると考える必要があるわけです。

この本で扱う症状は限られたものですが、その診断のなかには普遍《ふへん》性のある漢方の知識をたくさん盛り込んでいます。毎日の生活のトラブルを漢方によって解決すること、これがこの本がオススメする本当の養生です。

コンビニのエナジードリンクで不調をごまかすのではなく、

漢方に頼ってみましょう。

漢方をうまく取り入れることで、病気にかかる前に体調を整えることができるようになります。そして、もし病気になったときも早く復帰することができます。さらには、病気になりにくい体を作ることができるようになります。

生活に漢方を取り入れて、健康に働ける体を手に入れましょう！

目次

第二章　仕事に効く漢方診断　39

冷えに効く漢方　104

風邪に効く漢方　116

本文イラスト：くらふと

Profile
まんが家、イラストレーター。大阪芸術大学工芸学科陶芸コース卒業。自身のはてなブログ（http://gallerycraft.hateblo.jp/）にて掲載しているグルメ漫画「ゆかい食堂」が注目を集め、多くの連載を持つに至る。ゆかいなキャラクターたちの食べっぷりと、思わず腹の虫が鳴くようなごはんの描写が持ち味の、グルメ漫画界の新星。著書に『ゆかいなお役所ごはん』、『ゆかい食堂セレクション お肉編』（ともに星海社）などがある。

第一章

漢方ってなに？

「本場中国の漢方」はまちがい

「本場中国の漢方」というフレーズを聞いたことがあるかたも多いと思います。けれど、このフレーズは正確ではありません。「はじめに」でも触れたように、漢方は中国生まれ日本育ちで、日本において確立した医学だからです。

現在の中国における伝統医学については、別に「中医学《ちゅういがく》」という言葉があります。鍼灸《しんきゅう》などを含めた「東洋医学」という呼びかたがあることも、漢方の実際をわかりにくくしているかもしれません。

とはいえ、漢方と中医学は、学問的にはしっかりと区別されています。英語の表記を見てみると、それがよくわかります。漢方は「Kampo Medicine」、あるいは「Traditional Japanese Medicine（日本伝統医学）」と訳されます。

もういっぽうの中医学はといえば、「Traditional Chinese Medicine（TCM）」、また、韓国伝統医学に対する「Traditional Korean Medicine（TKM）」という訳語もあります。

つまり、漢方の本場は日本であり、中国を本場とする医学は中医学ということですね。「本場中国の漢方」というフレーズはまちがい、ということがおわかりいただけたかと思います。

伝統医学も三者三様

中韓の伝統医学に触れたついでに、あるエピソードをご紹介しましょう。

二〇一〇年に慶應義塾大学で、漢方医、中医（中国伝統医学）、そして韓医（韓国伝統医学）が共同で一人の患者さんを診察する……という研究が行われたときのことです。

そのとき、漢方医として日本伝統医学代表をつとめさせていただいたのがわたしだったのですが、当事者として診察を行った結果、驚くべきことがわかりました。

診察方法、診断と治療の論理が三者三様でまったく異なっていたのです。

そして、当然の帰結として、治療に使う薬もそれぞれ異なるものでした。

「漢方」という言葉の「漢」は中国を指します（『項羽《こうう》と劉邦《りゅうほう》』の劉邦が作った漢王朝からきています）。また、「方」は手段、方法、技術といった意味を持ち、医学もそういった技術のひとつと見なされていたと考えられます。

ですから、額面通りに理解すると「中国の医学」という意味になってしまいます。ただ、それは現在では、中国の伝統医学である中医学とかなり異なるものになっているのです。

それではいよいよ、漢方の誕生から、その歴史をひもといていきましょう。

中国における医学の発祥

中国は非常に古くから、文明の発達した地域です。

たとえば、二里頭《にりとう》文化（前一九〇〇～前一六〇〇頃）の中心地とされる二里頭遺跡（河南省《かなんしょう》偃師《えんし》）は巨大な宮殿や大型墓を持ち、ここでは多数の青銅器が使われていました（『史記』など文献の記述とは一致しませんが、伝説の夏《か》王朝の都だと考える学者もいるようです）。

その後、殷《いん》王朝が勃興《ぼっこう》し、わたしたちが使っている漢字の祖先である甲骨《こうこつ》文字が生み出されます。甲骨文字には病気に関する記述や、「醫《い》」にあたる文字はあるものの、漢方の起源となる医学が誕生していたかははっきりしません。

また、前一一世紀の半ば頃に殷王朝を滅ぼし、とってかわった周《しゅう》王朝の時代の制度を記したとされる『周禮《しゅらい》』という書物には、官職として医師が置かれていたとあります。しかし、この書物が実際に成立したのはかなり後、戦国時代の末期（前三世紀）と考えられています。

では、中国で漢方の先祖にあたる医学が生まれたのはいつ頃のことなのでしょう？

周王朝が衰退し、他の国々が覇《は》を競った戦国時代、諸子百家《しょしひゃっか》と呼ばれる様々な学派が、無数の書物を編纂《へんさん》しました。その中のひとつで、地理書であるとも言われる『山海経《せんがいきょう》』には、薬効を持つ植物に関する記述が散見されます。

又東南十里、曰太山。有草焉、名曰梨、其葉狀如荻而赤華、可以已疽。

また東南一〇里のところに、太山《たいざん》という山がある。草があり、名を「梨《り》」という。その葉は荻《てき》（ハギではなくヨモギ類か）のようで、花は赤い。「疽《そ》（悪性の腫れ物）」に効果がある。

これは、漢方の生薬につながる記述であると言えます。

ただ、こういった記述が体系化されるのはもう少しあと、始皇帝《しこうてい》が戦国時代を終わらせて統一を果たし（前二二一）、さらにその秦《しん》が滅亡し（前二〇六）、漢王朝が中国を再統一（前二〇二）してからではないかと考えられています。

中国古代の医学書

司馬遷《しばせん》の『史記《しき》』の次に編纂された史書である『漢書《かんじょ》』（八〇年頃）には、中国最古の図書目録である「芸文志《げいもんし》」という巻がもうけられています。

そこには、「方技書《ほうぎ》」として三六書、八六八巻が記されています。「方技書」は、さらに

「医経《いけい》」「経方《けいほう》」「房中《ぼうちゅう》」「神仙《しんせん》」にわかれるのですが、字面《じづら》だけ見ても、かなり医学として発達しているのが見て取れます。なお、「経方」のなかに挙げられている『湯液経法《とうえきけいほう》』は、はじめににも登場した『傷寒論』の遠い先祖にあたるのではないか、と考えられています。

とはいえ、『漢書』芸文志に挙げられた医学書の多くは、現在までそのままの形で伝わっているわけではありません。多くの学者や医師が、「はたして、本当の中国古代の医学とはどんなものだったのか？」と考えていました。

そこに、うってつけの史料が登場しました。一九七二〜七四年にかけて、中国湖南省《こなんしょう》長沙市《ちょうさし》で発掘された、馬王堆《まおうたい》漢墓（前漢時代の諸侯国宰相《さいしょう》の墓）がそれです。墓室からは、大量の副葬品が発掘されましたが、そのなかには、古代の医書もありました。

なかでも、絹《きぬ》の布に書かれた帛書《はくしょ》である『五十二病方《ごじゅうにびょうほう》』は、五二種（実際は四九種、本文に「およそ五二種」とある）の病気に対し、約二八〇種の処方と、約二四〇品の薬物が記されている本格的な医書でした。『五十二病方』では、薬物療法が記述の中心ですが、ヘルニアや痔《じ》に対する外科的治療法も記されていました。また、同時に鍼灸に関する最古の記述を含む書物も発掘されました。

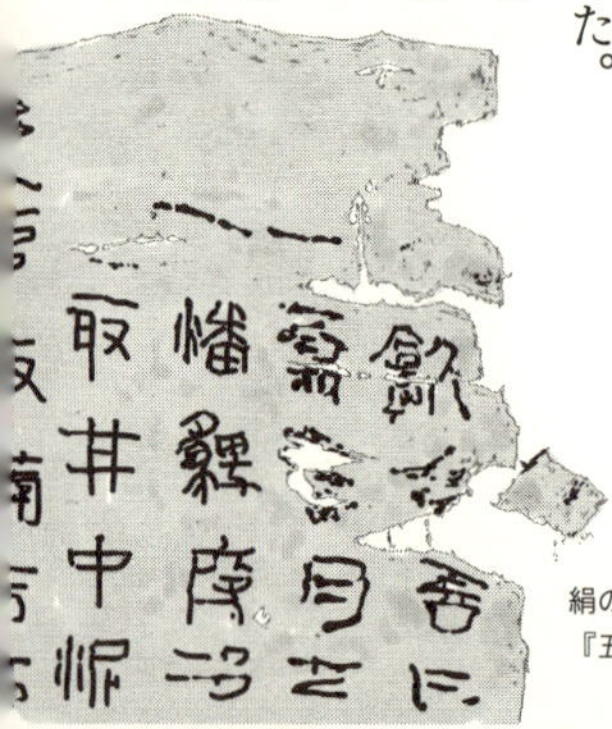
絹の布に書かれた
『五十二病方』

どうやら、戦国時代から前二世紀にかけて、中国医学はかなりの発達をみせたようです。

中国医学の影響

さて、そうして中国で発達し、体系化されていった医学が、日本にも伝来します。渡来人《とらいじん》の例にもあるとおり、古代から大陸との交渉はあったわけですが、日本が国家としての形を整えると、遣隋使《けんずいし》や遣唐使といった形で、大規模に留学生を送り込み、進んだ制度や文化、そして技術を輸入しようと試みることになります。

その中で、中国医学も日本に伝来したと考えられています。

中国から医学を取り入れた日本人は、独自の医学書も編纂しました。日本における現存最古の医学書としては、平安時代の『医心方《いしんぽう》』（九八四年）があります。これは、丹波康頼《たんばのやすより》の編纂になるもので、日本が受容した隋唐医学の集大成でありつつも、日本の事情にあわせてアレンジが加えられています。

その後も中国からの医学の輸入は続きますが、明王朝の滅亡後、中国からの影響は限定的なものとなり、日本での独自進化が本格化します。なお、この時期は、ポルトガル人、次いでオランダ人が西洋医学を伝えたり、新たな印刷技術が伝来したりもしています。

この時期に活躍した漢方医に、曲直瀬道三《まなせどうさん》がいます。彼は織田信長や豊臣秀吉からも信任を得た優れた医師でしたが、多数の入明医師が持ち帰った一六世紀中頃までの中国の医書（当時の最新医学）を整理し、『啓迪集《けいてきしゅう》』にまとめました。彼の業績が、江戸時代の漢方医学の基礎となります（道三の流れは、のちに「後世派《ごせいは》」と呼ばれます）。

日本における独自進化

江戸時代中頃になると、「古法派《こほうは》」という実証主義的な流れが起こります。この古法派が、現在のに漢方医学の直接のご先祖にあたる、と言ってもいいでしょう。

古法派は「はじめに」でも登場した『傷寒論《しょうかんろん》』を重視し、数々の名医を輩出しました。

なお、教科書でおなじみの蘭学《らんがく》医・杉田玄白《すぎたげんぱく》は西洋医学を学んだ人ですが、実は実証主義的な漢方医の影響も受けています。

また、古法派の影響を受けながらもそれ一本ではなく、他の方法論も取り入れた折衷派《せっちゅうは》と呼ばれる人々もいました。その代表が、華岡青洲《はなおかせいしゅう》です。彼は江戸時代末期に、漢方と蘭方を組み合わせた和洋折衷《せっちゅう》医学を実践した人物です。一八〇四（文化元）年に彼が行った全身麻酔《ますい》による乳がん手術は、世界初の偉業でした。

華岡青洲の次に全身麻酔が行われたのは一八四二年、アメリカのエーテル麻酔による良性耳下腺腫瘍《じかせんしゅよう》の手術になりますから、当時の日本の医学が非常に進んでいたことは疑いのないところでしょう。

そして、それは中国由来の漢方を、独自に発展させたことによってもたらされたのです。

医制と漢方医学

実は、江戸時代には医師免許はありませんでした。師について学び、免許皆伝《かいでん》となって治療にあたっていました。このあたりの話は手塚治虫の『陽だまりの樹』に詳しく描かれています。

しかし幕末から明治にかけて、医師教育は一変しました。近代国家として国際化を目指した結果、明治時代には医師になるために医師免許が必要となりました。

文明開化の影響を強く受け、医師教育プログラムの基礎ができあがったのです。医師も資格制となり、安心で安全な医療が整うようになりました。

しかし、それまで独自の発展を遂《と》げてきた日本の伝統医学である漢方医学は、医師国家試験には採用されず、医療現場から徐々に姿を消していきました。

一八七四（明治七）年に医制が制定されたとき、その規範となったのがドイツ医学です。北里柴三郎《きたさとしばさぶろう》の当時の留学先はドイツでした。

そして、第二次世界大戦後、日本の医療はアメリカナイズされ、医師の留学先もヨーロッパからアメリカへ移っていきました。

いま日本で行われている医療は、明治以降にドイツやアメリカから輸入された医療です。そして、江戸時代まで伝承によって引き継がれてきた日本の伝統医学を漢方医学と呼び、海外から輸入された医学を西洋医学と呼んでいます。

日本のなかの漢方医学

先述したとおり、江戸時代末期の日本の医学は、世界的に見ても優秀なものでした。そして、その核となっていたのは漢方医学でした。

しかし、世界レベルの医療だった江戸末期の日本の医学は、明治政府が制定した医制による医師免許試験の試験内容には採用されませんでした。当時採用されたドイツ医学を中心にした日本の医療制度のなかで、漢方医学は衰退の一途《いっと》をたどります。

一九一〇（明治四三）年、和田啓十郎《わだけいじゅうろう》という人物が『医界之鉄椎《てっつい》』を発刊し、漢方医学が西洋医学に比べて優れた治療医学であることや、江戸時代以来の漢方医学の伝統を滅ぼしてはならないという主張を世の中に訴えかけました。

この『医界之鉄椎』に刺激を受けた湯本求真《ゆもときゅうしん》が『皇漢《こうかん》医学』を著すなど漢方の復興に取り組み、現在の漢方医学の基礎を築いたと言われています。

そして、医制の制定から一〇〇年あまりが経過した二〇〇一（平成一三）年、ついに漢方医学が再び表舞台へ現れます。「医学教育モデル・コア・カリキュラム——教育内容ガイドライン」の到達目標に「和漢薬を概説《がいせつ》できる」という項目が追加されたのです。

これにより、日本の医学部の教育カリキュラムに漢方医学が加わり、現在ではすべての医学部で教育が行われるようになりました。二一世紀になって初めて、日本で医師になるための教育に漢方医学が必須になったということです。

しかし裏を返せば、一定の年齢以上の現役の医師のなかには、漢方医学の専門教育を受けていない人も多いということになります。

西洋医学と漢方医学の薬を両方とも処方できるという日本の医師は、世界的に見てもかなり珍しい存在です。

そして、このことが日本の医療レベルを引き上げている側面もあると思っています。

漢方に対する誤解

この章ではここまで、漢方の歴史をおおまかにたどってきました。
漢方が中国生まれ日本育ちであること、明治時代からは不遇の時代で、二一世紀になって再び見なおされていることをご理解いただけたかと思います。

さて、明治以降の不遇の時代が長かったからなのか、漢方は様々に誤解されています。
これまでにもいくつか、そういった誤解を解いてきましたが、本章の締めくくりとして、残る誤解をいっぺんに解いてしまいたいと思います。

漢方は心にも効く

西洋医学では、心の問題は心療内科や精神科で治療を行い、体の問題は内科や整形外科で治療を行うように分けられてしまっています。心の専門家が心の問題をすべて解決してくれるのならばいいのですが、実際には難しいことが多くあります。

あなたは医師から「これはわたしの専門じゃないから診《み》られない」と言われたことはありませんか？

たとえば朝、電車に乗ると下痢《げり》をする人がいます。その人は人前でしゃべるときなど、緊張するとお腹が痛くなり下痢をしてしまいます。

どちらも症状は下痢ですが、原因は違います。

朝の下痢は、朝食に関連した消化の問題から引き起こされる下痢、緊張すると起こる下痢は精神的なものです。

すると、朝の下痢は内科で診てもらい、緊張したときの下痢は、心療内科で診てもらわなければなりません。なんだか厄介ですね。

しかし、漢方医学では精神的ストレスも肉体的ストレスも、どちらも分け隔《へだ》てなく診ます。

漢方医学を学んだ医師は、決して「これは、わたしの専門じゃないから、診られない」なんて言いません。どんな病気にも、耳を傾けてくれます。

漢方薬は速効性がある

漢方薬は、じんわりと効いて副作用がないと誤解されていることが意外に多いです。しかし、決してそうではありません。

わたしのクリニックに初めていらっしゃる患者さんは「漢方薬は、何ヶ月も飲まないと効かない」と思われているかたが多くて困っています。でも考えてもみてください。もし風邪の治療に何ヶ月もかかっていたら、わたしのクリニックには誰も来なくなってしまいますよね。

実は、漢方薬は速効性があり、分単位で治療効果が現れます。働き盛りの健康を守るためには、すぐに効く漢方薬を活用するとよいでしょう。

特に、風邪のときなどはうまく使うと一晩ですっきりと治すことができます。また、風邪が流行《はや》るシーズンに予防としても活用することができる漢方薬は、自己管理が求められるビジネスマンの強い味方になってくれます。

漢方にも副作用がある

漢方薬にはよい面がたくさんありますが、実はそれぞれに副作用もあります。

漢方薬には西洋薬と違って生薬が使われているので、副作用がなく身体にいいと誤解されているかたは多いのではないでしょうか。

しかし、最近の研究では、山椒《サンショウ》（ウナギにかける調味料）、生姜《ショウキョウ》（八百屋で売っているシヨウガ）、人参《ニンジン》（滋養強壮剤《じようきょうそうざい》によく使われる朝鮮人参）、膠飴《こうい》（駄菓子屋さんで売っている水飴《みずあめ》）からできた漢方薬でも、一・八％の人に副作用が出ることがわかりました。

つまり、どんなものにも副作用があるということです。人によって、身体に合うもの、合わないものが存在します。薬を安全に安心して使うためにはやはり、専門の知識を持った医療従事者に相談することが一番です。

医療経済を考えると漢方薬

ところで、漢方薬はいったいいくらぐらいするのでしょうか？漢方薬は西洋薬に比べて高いものだという誤解もあるようです。たしかに巷《ちまた》には高価な漢方薬もあります。なかには一ヶ月分で数万円もするものが流通していたりもします。

けれども、高価だからといって高い効果に直結しているとは限りません。

実際の西洋薬と漢方薬の値段を比較してみましょう。薬局で売っている風邪薬は、だいたい一箱一〇〇〇円ぐらいです。これを、成人男性が一回に内服《ないふく》する分量で比較してみましょう。

よく売れている西洋薬の大正製薬パブロンゴールドAは、一回一包で約三〇円、漢方薬の株式会社ツムラ葛根湯は、一回四錠で約四〇円と、どちらもあまり変わりません。

しかし、一般用医薬品と医師の処方せんでもらう医療用医薬品の風邪薬を比較すると、医療用医薬品のツムラ葛根湯は一回二・五gが二〇・五円と一般用医薬品と比較しても安く、さらに自己負担額を三割とすると、みなさんが負担する費用は一回分が六・一五円になります。

さらに、誰でも買える一般用医薬品と処方せんがないと買えない医療用医薬品は、同じ医薬品でも中身が異なります。一般用医薬品に比べて、医療用医薬品は濃度が高く、作用も強いのです。

医療用医薬品は濃度が高く作用が強いので、速効性と持続性に優れています。つまり、価格を比較すると日本で手に入る最もいい漢方薬が最も安いのです。これは見逃せませんね。

さて、ここまでで漢方の歴史と、漢方に対する一般的な誤解について、一通りの解説を終えました。

次章ではいよいよ、具体的な症状と処方について、対話形式でわかりやすくご紹介していきます。

第二章

仕事に効く漢方診断

二日酔いに効く漢方

二日酔いのY山さん

少し薄くなった頭を気にしながら診察室へ入ってきたY山さん（四二歳）が、椅子に崩れるように座りました。

Y山　「二日酔いで気持ちが悪いから、なんとかしてください」

今津　「Y山さん、昨日は桜の花も綺麗だったんでしょうけれど、かなり飲んだようですね」

Y山　「花見で盛り上がってしまって……」

弱々しい声で訴える姿があまりにも情けなく見えたのは、スーツのズボンが少しくたびれていたせいかもしれません。

お酒への耐性は酵素《こうそ》で決まる

二日酔いは、アルコールの摂取量と分解力のバランスが崩れたために起こる症状です。

では、お酒に強いとか弱いといった体質は、どうやって決まるのでしょうか？

それは二つの酵素によって決定します。アルコールを分解する酵素がアルコール脱水素酵素です。この酵素によって分解されたものが、アセトアルデヒドです。それをさらに分解するアルデヒド脱水素酵素という酵素があります。この酵素が多いか少ないかによって、体質が決まります。

つまり、世の中の人間は左記のように四種類に分類できます。

◎**お酒を飲んでも酔わない人**：アルコール脱水素酵素とアルデヒド脱水素酵素の両方がそろっている

◎**お酒を美味しく飲める人**：アルコール脱水素酵素が弱く、アルデヒド脱水素酵素が強いため、気持ちよく酔える

◎**二日酔いになる人**：アルコール脱水素酵素とアルデヒド脱水素酵素の両方が弱いため、気持ちよく酔えるが、アセトアルデヒドが蓄積してしまう

◎お酒が弱い人：アルコール脱水素酵素が強く、アルデヒド脱水素酵素が弱いために酔えず、気持ち悪くなる

Y山「先生、二日酔いに効く漢方薬とかないんですか」

今津「あるよ」

Y山「えっ！　あるんですか。じゃあそれをくださいよ」

今津「でも、Y山さんのようなタイプは、お酒で肝臓を痛めたり、食道がんになりやすいんだよ」

Y山「えっ！　ぼく、がんになっちゃうんですか？」

今津「お酒を飲んで顔が赤くなる人は、注意したほうがいいね。実は、アルコールは肝臓だけじゃなくて、口の粘膜《ねんまく》や食道粘膜でも分解するんだ。Y山さんのように、アルデヒド脱水素酵素が弱いタイプの人は、口や食道の粘膜にアセトアルデヒドが蓄積してしまうから、その刺激でがんができる危険性が増えると言われているんだよ」

Y山「そうだったんですね。ぼくは、二日酔いするほど飲んじゃいけないんだ……」

今津「仕事をしていると付き合いもあるし、お酒を飲まないわけにいかないからね。
そこで漢方薬の出番となるわけですよ」

Y山「先生、ぜひ教えてください」

今津「まず、お酒を飲む前に、黄連解毒湯《おうれんげどくとう》を飲んでね。翌日の朝、胸がムカムカするようならば、半夏瀉心湯《はんげしゃしんとう》を飲むといいでしょう。浮腫《むくみ》が気になったら、五苓散《ごれいさん》だね」

処方せん

◎お酒を飲む前に

黄連解毒湯《おうれんげどくとう》

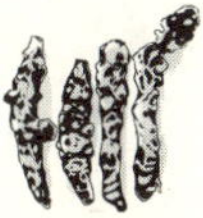
黄連《オウレン》

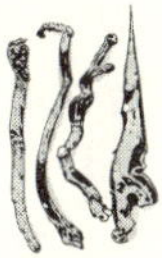
黄《オウ》ごん

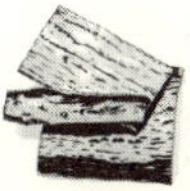
黄柏《オウバク》

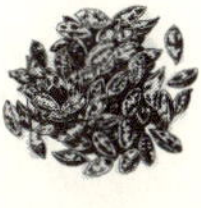
山梔子

処方せん

◎お酒を飲んだ後、嘔気《おうき》や胸焼けがある

半《はん》夏《げ》瀉《しゃ》心《しん》湯《とう》

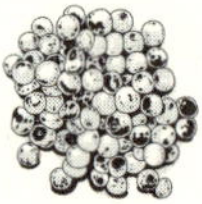
半夏《ハンゲ》

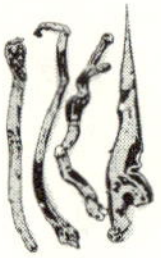
黄《オウ》ごん

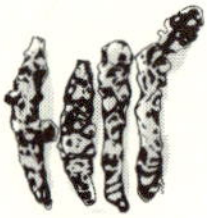
黄連《オウレン》

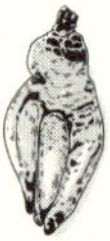
人参《ニンジン》

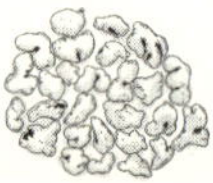
乾姜《カンキョウ》

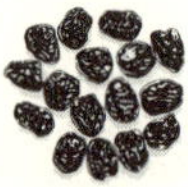
大棗《タイソウ》

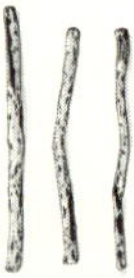
甘草《カンゾウ》

処方せん

◎お酒を飲むと浮腫《むく》む

五《ご》苓《れい》散《さん》

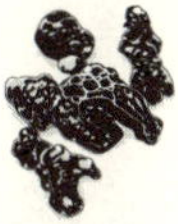

猪苓《チョレイ》

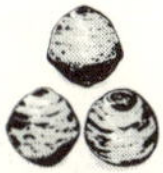

沢瀉《タクシャ》

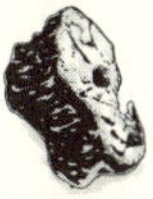

茯苓《ブクリョウ》

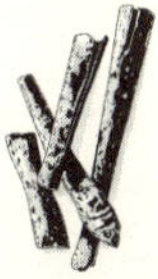

桂皮《ケイヒ》

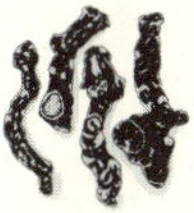

蒼朮《ソウジュツ》または白朮《ビャクジュツ》

三種の漢方薬の機能と使い分け

さて、三種類の漢方薬を紹介しました。幾つかの生薬が登場しましたが、少しご説明しましょう。

まずは黄連解毒湯ですが、黄ごんには、バイカリン（baicalin）とオウゴニン（wogonin）

という成分が含まれ、抗炎症作用があることがわかっています。ほかにも、胆汁分泌促進もあります。

黄連にも抗炎症作用があり、黄柏には末梢血管収縮、山梔子には、鎮痛、胆汁分泌促進があります。

黄連解毒湯は、「実熱実火を治す」（江戸時代中期の後世派医師・香月牛山《かづきぎゅうざん》の言葉）と言われ、熱を持って赤くなったものを速やかに冷やしてくれます。

黄連解毒湯に胃腸薬が加わったものが半夏瀉心湯です。

「瀉心」というのはみぞおちのことで、ストレスなどでみぞおちに違和感がある時などに、半夏瀉心湯が使われます。

半夏には、鎮吐作用があります。乾姜にも鎮吐作用があり、半夏と組み合わせることで作用が増強します。人参はオタネニンジンで、多くのサポニンを含み、消化管運動亢進《こうしん》、抗疲労作用があります。大棗は、乾姜と組み合わせると、消化管を調整してくれます。そして、甘草には抗炎症作用があります。

つまり、二日酔いの人のアルコール代謝を助け、胃腸の状態も整えてくれるわけです。

水分バランスを調節する作用を持つ、猪苓、茯苓、蒼朮、沢瀉の四つの生薬が入っている五苓散は、水の代謝障害に使われます。

わたしは、「口が渇いて、なかなか小水が出ない」と訴える患者さんによく処方します。猪苓と茯苓はどちらもサルコノシカケ科のキノコで、利尿作用があります。蒼朮と白朮は、キク科のオケラの根で、こちらも利尿作用があります。沢瀉は「沢の水をそそぐ」という意味の名前で、その名の通り水の排出作用があると言われています。

お酒といえば「ウコン」？「シジミ」？

お酒のときの薬と言えば、ウコンを最初に思い浮かべる人が多いと思います。ウコンに含まれるクルクミンが胆汁《たんじゅう》の分泌を促《うなが》し、肝臓でのアルコール分解を助ける役割をすると言われています。

実は、ウコンはカレーの黄色成分であるターメリックと同じものです。どちらも食品で、薬ではありません。

同じように、飲酒の際に一緒に摂《と》るといいと言われているのがシジミですね。

シジミに含まれるオルニチン、タウリン、アラニンが肝臓の代謝を助けてくれるので、二日酔いの朝にはシジミの味噌汁が最適だと言われています。シジミは冷凍することでオルニチンが増えることが分かっていますので、ぜひ、活用してみてください。

医薬品としては、肝代謝物であるヘパリーゼや牛の胆石である牛黄《ごおう》、クマの胆嚢《たんのう》である熊胆《ゆうたん》などが売られています。

肝代謝物は、肝臓の働きを助けると考えられています。牛黄と熊胆の主成分は胆汁ですから、脂肪分解を助け消化吸収を良くしてくれる作用があると考えられます。

これらの漢方食材や、それを利用した市販の商品にももちろん効果はありますが、漢方も薬効のある生薬を複数組み合わせ、さらに症状に適応した処方を行うことが可能です。

純度と温度

Y 山「ところで先生、ちゃんぽんをすると二日酔いになりやすいという話を聞いたことがあるのですが、本当ですか？」

今 津「お酒の種類によって、アルコールの吸収スピードが変わることはないはずですよ。純度と温度が影響しているはずです」

ひとくちにお酒と言っても、種類はいろいろあります。日本酒、ビール、ワインといった醸造《じょうぞう》酒には、アルコール以外においしさとしてのアミノ酸やポリフェノールなどが豊富に含まれています。

それに比べ蒸留《じょうりゅう》酒は、アルコール以外の余分なものが少なくなります。お酒を分解するときに、アルコール以外のものが入っていると処理をするのに時間がかかります。

つまり、西洋医学では蒸留酒よりも醸造酒のほうが分解するのに時間がかかるため、二日酔いになりやすいお酒であると考えられています。

また、お酒は低温では吸収されるスピードがゆっくりになります。このため、「冷や酒はあとから来る」と表現されるように、冷たいお酒は酔うまでに時間がかかるために飲み過ぎてしまいやすく、二日酔いの原因になると考えられています。

ビール中びん一本、ウイスキーダブル一杯、日本酒一合はそれぞれ同じくらいの量のアルコールを含みますが、分解するのに約四時間かかると言われています。

これを念頭に置いて、自分がいまどのくらいの量のアルコールを摂取したのか、意識しながら飲むのも効果的だと思います。
そして、忘年会シーズンなどは、ぜひ漢方で怠《おこた》りのない備えをして臨みましょう。

肩こりに効く漢方

肩こりの若手編集者

O里さん（二六歳）は、出版社で働く編集者。よれよれのジーンズにシャツの出《い》で立ちで、クリニックにやって来ました。

大きなリュックの中には、重たいパソコンといくつかの打ち合せ資料がぎっしりと詰まっています。

O　里　「……というわけで、ぜひ先生に、新書の執筆をお願いしたいと考えております」

今　津　「でも、医師であるわたしが、一般向けの本を書くっていうのはどこか抵抗があるんですけれど」

O　里　「若い世代には、実用的なものが求められています。実用的な漢方の本は需要があると思いますよ」

今　津　「そんなものですかねぇ」

そう話している間、O里さんは始終、首を回してコキコキと、首を鳴らしています。

O里「医師としての経験を活かして、若い世代のためのわかりやすい本を書いていただきたいと思います」

今津「そうですか、若い世代に、ね……」

O里「そうです。僕たち二〇代から三〇代にも、自己管理のための知識は必要だと思うんですよ」

眼鏡を指で押し上げながら、猫背をさらに丸くしてしゃべっているO里さん、だんだんと、休む間もなくコキコキ、首を鳴らしています。

その姿を見ていて、どうにも黙っていられなくなりました。

今津「すみません、ちょっといいですか。O里さん、もしかして首こりですか?」

O里「えっ! は、はい……そうです。首は何だか、ずっとこってまして。すみません、すみません」

今津「いえいえ、若くても首、こりますよね」

肩こりの原因

一日中、パソコンに向かって仕事をしている人にとって、首のこりや肩こりは大きな悩みの種です。

じっと画面を見続けているうちに首や肩がこってきて、気付いたときにはカチカチに固まっている、そんな人は多いと思います。

実は、首こりや肩こりの原因はスポーツと同じです。スポーツのあとに筋肉の疲労で身体が重くだるくなるのと同じことが、デスクワークのサラリーマンの身体にも起きているんです。

ずっとパソコンの前でキーボードを打っていると、同じ筋肉を何時間も使い続けることになります。同じ筋肉を使い続けることで首や肩の筋肉疲労が起こり、それが首のこりや肩こりになるわけです。ただ、運動と違って気持ちのよい筋肉疲労ではなく、気分の悪い筋肉疲労になります。

関節がポキポキ鳴るメカニズムは不明

さらに、O里さんのように首や肩を回すと音がするという人も多いでしょう。たしかに、うまく音が鳴ると気持ちがいいものですね。指の関節を鳴らす人と同じように、首をコキコキと鳴らす人がいます。意外と大きな音がして驚くこともあります。この音の正体は一体、何だと思いますか？

実は関節がポキポキ鳴るメカニズムは、はっきりと分かっていません。

二〇一五（平成二七）年に発表された研究結果によると、音がするときに骨と骨の間に気泡ができるそうです。関節が鳴る音はこの気泡ができるときの音かもしれませんし、気泡が破裂したときの音かもしれません。

ただ、関節を鳴らすことで運動機能や筋肉に異常をきたすことはない、ということが分かっています。

肩こりは日本人の国民病？

肩こりは、医学的に考えるとなかなか難しい症状です。

フランス語には肩こりにあたる単語がないですし、英語に訳すときも、直訳では「stiff shoulder」となり、肩関節の拘縮《こうしゅく》を意味する言葉になります。また、「neck pain」とも言われますが、これもこりからくる症状のひとつに過ぎません。

どうやら、欧米と日本では認識が違うようです。

あるいは、肩こりはなで肩の日本人特有の症状なのかもしれません。

辞書を引くと、肩こりとは「肩甲骨周辺の筋肉のこわばりと疲労感が混ざった一種の不快感」と定義されています。

肩こりの原因は筋肉の疲労

原因は、筋力の弱さや体の柔軟性のなさ、血行不良、頸部《けいぶ》椎間板《ついかんばん》の加齢（老化）、心と体の緊張などです。つまり、最大の原因は筋肉の疲労です。様々な研究結果から、肩こりの解消にはストレッチと歩行がいいことが分かっています。

しかし、その回復には個人差が大きく、ストレッチや歩行でも肩こりが改善しない人も多く存在します。

O里　「週に一回くらいは、マッサージで身体をほぐしてもらっているんですけれど、やっぱり肩はこるんですよね」

今津　「そうでしょうね。マッサージの効果は、だいたい七二時間ぐらいしか持続性がないと言われてますよ」

O里　「こんな相談をしていいのかどうかわかりませんが……先生、ぼくの肩こりはなんとかなりませんか」

今津　「ではO里さん、肩がこると指先がしびれてきませんか」

O里　「いえ、指先がしびれることはありません」

今津　「では、頭痛はどうですか」

O里　「肩がこりすぎると頭痛がしてきます。こめかみが締《し》めつけられるような感じです」

今津　「耳鳴りやめまいは、どうですか」

O里　「それはないですね」

肩こりにはトリカブト

O里さんの場合は、筋疲労による肩こりがあるということがわかりました。

この場合、肩のこりが血行障害に伴う症状のひとつとして起こると考えられます。

脳血管疾患に伴う場合は、肩の張りや痛みに頭痛や耳鳴り、めまいなどの症状が加わります。

また、頸椎症などの頸椎や椎間板の変化に伴う肩こりの場合は、末梢《まっしょう》神経障害が認められることが多いです。

これ以外にも、鎖骨や腕の骨や関節、筋肉などの障害に伴う肩こりがあります。ほとんどが、パソコンやデスクワークに関連した作業関連性運動器障害です。

今津「では、O里さんには、トリカブトが入った漢方薬を処方しましょう」
O里「えっ！　トリカブトですか！」
今津「あははっ、ごめんごめん。O里さんをトリカブトでどうにかしようなんて思ってませんからね」
O里「でも先生、トリカブトって毒ですよね」

今津「そう、トリカブトは昔の推理小説などにもよく出てくる、有名な毒薬です」

処方せん

◎上半身のこりには

桂枝《けいし》加《か》朮附《じゅつぶ》湯《とう》

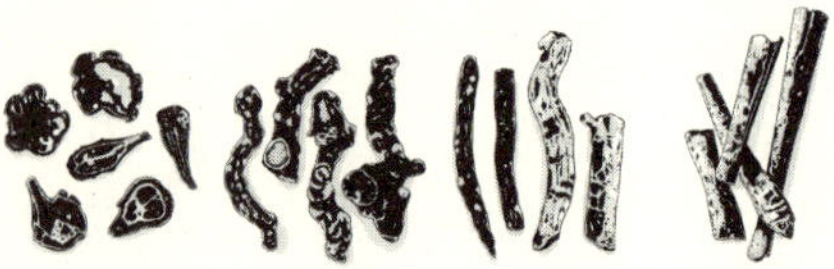

桂皮《ケイヒ》　芍薬《シャクヤク》　蒼朮《ソウジュツ》　附子《ブシ》

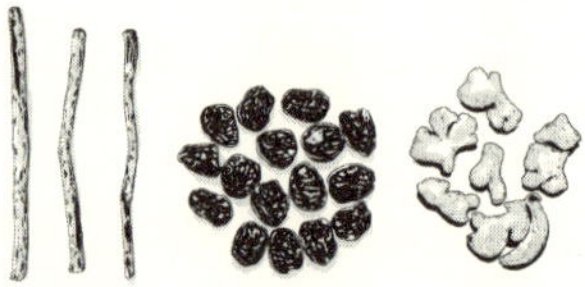

生姜《ショウキョウ》　大棗《タイソウ》　甘草《カンゾウ》

トリカブトに含まれるアコニチンは神経毒です。少量で心拍数を増やしますが、心不全になって死に到《いた》ることがあるため、取り扱いを慎重にする必要があります。

しかし現在では、トリカブトの薬理作用が判明しています。熱処理をすると加水分解されて毒性が弱くなるので、薬として使うことができるのです。このアコニチンを使って肩こりの痛みを和らげ、血流を改善します。

附子は熱処理をされたトリカブトです。上半身のこりに効果的と言われています。また、芍薬に含まれるペオニフロリンと甘草に含まれるグリチルリチン酸が、筋肉の緊張を緩めてくれます。

蒼朮は、水分バランスを調節してくれるので、附子と蒼朮が組み合わさることで、炎症によって引き起こされる浮腫を治してくれます。

生姜に含まれるジンゲロールは、血流の改善に効果があり、大棗と組み合わせることで、薬の吸収を助けてくれます。

O　里　「なんだか、こわそうな薬ですね」

今　津　「実は、トリカブトの効きかたには個人差があるんです。ほんの一舐《な》めしただけで動悸《どうき》がしたり、顔が真っ赤になったりする人がいるんですよ」

O里「それは、さらに恐いですね」

今津「そう。そこでいま実際に、O里さんに桂枝加朮附湯をほんの一粒だけ舐めてもらおうと思うんです」

O里「大丈夫ですか、本当に？」

今津「トリカブトに過剰反応するのは一万人に一人ぐらいなので、まず心配ないと思います」

トリカブトに含まれるアコニチンは、粘膜で吸収されて三〇分以内に薬理作用が発揮されます。

このため、トリカブトが入った薬を初めて内服するときは、指先にほんの少量をつけて舐めてみると良いでしょう。

もしトリカブトに過剰反応してしまう体質だった場合には、三〇分以内に心拍数が上がって顔が熱くなってきます。その場合は、内服を中止すれば三〇分以内に症状が改善しますから心配はいりません。

また、胃での吸収には胃の中のｐＨにも影響を受けます。トリカブトに含まれるアコニチンはアルカリ性なので、胃酸がある場合は吸収率が下がります。しかし、胃酸を抑えさえる薬を飲んでいる人は逆に吸収率が上がりますから、注意してください。

仕事の打ち合せをかねて二週間後にやって来たO里さん。何だか、少し明るい顔をしています。

O里「先生、肩こり、解消されました」
今津「よかったですね」
O里「はい、最初は空腹時に飲んだんです。何となく肩が軽くなってきたので、先生に教えていただいたとおり、今度は吸収率を上げるために胃酸分泌抑制剤と一緒に飲むようにしました」
今津「O里さん、素晴らしい。漢方薬の薬理学的な使いかたを、たった二週間でマスターしたようですね」

O里「肩こりがなくなったおかげで、以前より仕事も捗るようになった気がします。
いまでは、知らないうちに首を鳴らす癖は出なくなったようです」

便秘に効く漢方

慢性的な便秘

麦わら帽子にサンダル、手には虫取り網を持って元気に走り回る子どもたち……その横を汗だくのスーツ姿で歩くI塚さん（三四歳）は、ヒョロッとした色白で、夏の太陽を避けるように道の脇のほうをトボトボと歩いていました。

I塚「いいなぁ、子どもは無邪気で。俺だって、こんな暑い夏の日に、営業なんか投げちゃって、海にでも行きたいよ」

と、愚痴なんだか、夢なんだか、よく分からないことをゴニョゴニョとしゃべりながら、次の訪問先へ重い足を運んでいきました。

今津「……で、小学校の頃から一週間に一～二回だったんですね」

I 塚「まるで兎《うさぎ》の糞《ふん》のようなのがコロコロと出るだけで、いつもお腹が張っています」

今 津「普段の生活で健康に関係する習慣はいろいろあるけれど、便通も大事なキーワードのひとつですよ」

I 塚「……つまり、夏ばてかと思ったけど単なる便秘だったということでしょうか」

今 津「違いますよ。単なる便秘じゃなくて、立派な便秘です。しっかりと便秘の治療をしないといけません」

腸内細菌のバランスとトイレ習慣

平成二二年の国民生活基礎調査によると、便秘で悩んでいる人の数は人口一〇〇〇人につき、男性は二四・七人、女性は五〇・六人だそうです。

しかし、便秘で医療機関を受診する数は下痢と比べると少なく、自己判断で治療を行っていることが多いようです。排便習慣は意外と個人差が大きく、よい排便習慣を持つことは健康のためにとても大切です。

排便習慣は単に食事に気をつけるだけではダメで、トイレの使いかたや運動なども関連があるため、ひとりひとりに合った方法を考える必要があります。そのとき、大切になるのが、腸内細菌のバランスとトイレ習慣のふたつです。

腸内細菌のバランスは非常に重要です。腸内細菌は人が作ることができない栄養を代わりに作ってくれます。また、腸内細菌には腸管免疫と呼ばれる働きがあり、健康の守り神として活躍してくれます。腸内細菌との共存はわたしたちの健康にとって、大変重要なポイントになります。

野菜やヨーグルトを積極的にとることで、腸内細菌をコントロールしようとしている人も多いと思います。

しかし、この腸内細菌のバランスは小さな頃にできあがってしまうものなのです。小さな頃から便秘気味の人や下痢気味の人は、排便習慣を大人になってから変えようとしても、なかなか難しいものです。

ヨーグルトの効果には科学的な根拠がない？

みなさんはヨーグルトを食べていますか？

コンビニに並んでいるヨーグルトを買うときには、どうやって選んでいますか？

パッケージがよかったから、そして手ごろな価格だからと何気なく選んでしまっていませんか？

意外と知られていないことですが、ヨーグルトをきちんと分解・吸収できる日本人は少ないです。同じく、牛乳やチーズなどに含まれる乳糖《にゅうとう》を生まれつき分解できない日本人は約八〇％にものぼると言われています。

その原因が、乳糖不耐症です。これは乳糖を分解する能力がないため乳糖が吸収できず、下痢をする病気です。どんなに体によいと言われているヨーグルトも、乳糖不耐症の人にとっては、下痢や腹痛を起こす原因のひとつになってしまいます。

一般的に、ヨーグルトを生活に取り入れる目的はふたつです。ひとつは、栄養補給です。ヨーグルトは牛乳から作られているので栄養価が高く、バランスのとれた食品です。

もうひとつは、様々な乳酸菌を取り入れるためです。納豆や味噌のようにヨーグルトも発酵《はっこう》食品です。生産者は工夫をして様々な乳酸菌を使った発酵を行い、豊富な種類のヨーグルトが売られています。しかし、現在の医学ではどのヨーグルトがあなたの健康を守ってくれるかは分かっていません。

ヨーグルトを食べることで、腸内環境を調節できて美肌効果を得られます。しかし、残念ながらどのヨーグルトの美肌効果が優れているかを比較検討するための研究は進んでいません。科学的には判断できないのです。

とはいえ、ヨーグルトには牛乳より効率よくカルシウムが吸収できること、乳酸菌による腸内環境の調節という利点があります。偏《かたよ》りがちな食事のバランスを調節するために生活に取り入れるメリットはあるでしょう。

便秘解消はコップ一杯の水から

便秘の人に多い傾向として、排便習慣が定まっていないことが挙げられます。便秘にならないためには、幼稚園から小学校までに排便習慣をつけておくことが重要です。

しかし、世の中にはI塚さんのように、仕事時間の都合に振り回されて自分の健康管理が難しいために便秘になってしまっている人が多くいらっしゃいます。まずは、決められた時間にトイレへ行く習慣を身につける必要があります。

便秘の人は、起きたときに冷たい水をコップ一杯飲むとよいと言われています。朝、起きたときに胃のなかへものを入れることが刺激になり、消化管を活性化してくれます。

冷たい水は刺激が強いため、逆に胃腸の弱い人にとっては下痢や腹痛の原因になってしまいます。便秘の人にとっては、下剤を使うよりも朝の一杯の冷水のほうがよいかもしれませんね。

マッサージも有効

大腸には便がたまる場所が三ヶ所あります。回盲部《かいもうぶ》（お腹の右下で、急性虫垂《ちゅうすい》炎のときに痛くなる部分）、S状結腸（お腹の左下）、直腸（膀胱《ぼうこう》の裏で、お尻のすぐ近く）がそれです。

どの場所に便がたまってしまい、便秘になっているのかは人それぞれなのでわかりません。そこで、お腹のマッサージをして、回盲部にたまった便を順番に直腸まで運ぶ手伝いをするとよいでしょう。臍《へそ》を中心として時計回りにお腹をマッサージする方法です。

このときに注意しなければならないのが、マッサージする方向です。最初は、右の下腹部から上に向かってマッサージを始めます。かなりゆっくりとやるとよいでしょう。

そして右上から左上へ行き、次は左上から左下へ押し下げるようにマッサージしてください。

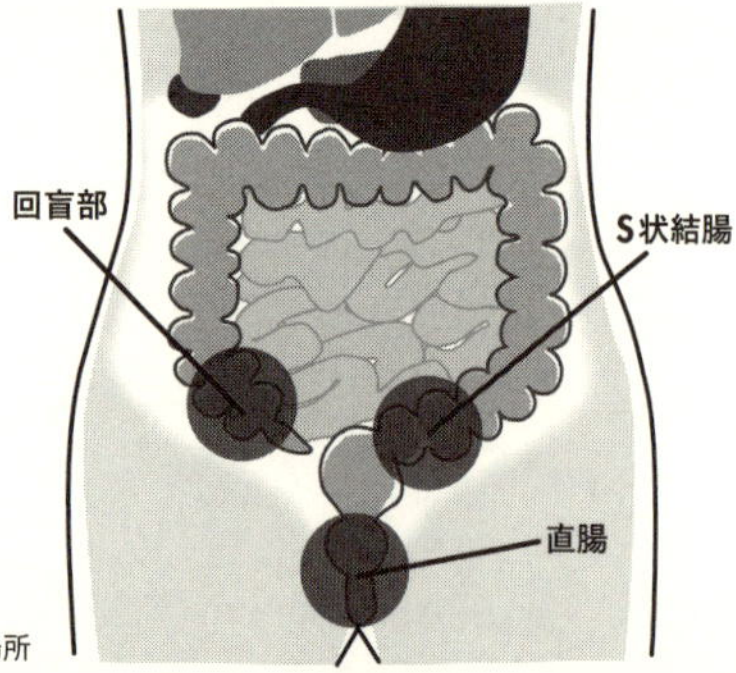

便がたまりやすい場所

左下まで来たら、今度は、膀胱の裏側へ手を押し込む気持ちでゆっくりと押してあげましょう。

このマッサージを毎日、気がついたときに行うとよいでしょう。

姿勢で改善

トイレでは「考える人」のようなポーズを取ると腹筋に力が入りやすく、S状結腸から直腸まで来た便をうまく出すことができるようになります。

このポーズは、やや前傾姿勢になることで直腸の角度も排便しやすい状態になります。肘と膝《ひざ》を付け、つま先立ちになることでさらに腹筋に力が入りやすくなります。

毎日、同じ姿勢を繰り返すことで排便習慣がつきやすくなるので意識付けには最適です。

二週間後の診察に見えたI塚さん、前回よりは、少し元気になったようですが……。

I塚「一週間に二〜三回、出るようになりました」

今津「お、スゴいですね」

―塚「自分としては、これまで一週間に一～二回なのが普通だったので、驚きました」
―今津「便の硬さはどうですか」
―塚「ええ、まだ、コロコロですが、たまには少し柔らかいものが出るようになりました」

処方せん

◎お腹が冷えて、張るときは

大《だい》建《けん》中《ちゅう》湯《とう》

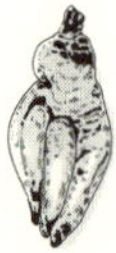
人参《ニンジン》

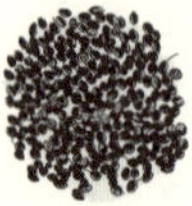
山椒《サンショウ》

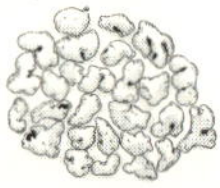
乾姜《カンキョウ》

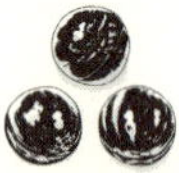
膠飴《コウイ》

男性の便秘と比べると女性の便秘は筋力がなく冷えやすいので治りにくいです。

そんなときは、山椒と生姜と人参と膠飴（水飴）を組み合わせた大建中湯《だいけんちゅうとう》という漢方薬を処方するようにしています。

人参のジンセノサイドが緩衝剤の役割をして、山椒のサンショール、乾姜のショウガオールの作用を増強することがわかっています。

サンショールとショウガオールは、TRP（「Transient Receptor Potential channel」といい、一九八九年にショウジョウバエの遺伝子から見つけられたセンサー。体に加わる様々な刺激を感じる）を刺激して腸管運動や血流を調節します。

つまり、お腹の冷えやお腹の張りを解消する薬として大建中湯を使うわけです。

ー塚「処方してもらった大建中湯をお湯にといて飲むと、一〇分もしないうちにお腹が動くのがわかります」

今津「そうなんですよ。大建中湯は粘膜で吸収されるから、三〇分以内に効果が現れるんです」

ー塚「いまでは、毎朝、綺麗な便が出るようになりました。ありがとうございました」

疲労に効く漢方

運動後の筋肉疲労

山ガールのS本さん（二四歳）は先日、木曾駒ヶ岳《きそこまがたけ》に日帰り登山してきたそうです。いつも外来で美しい山の写真を見せてくれるS本さんの笑顔は、屈託《くったく》がなく輝いています。

S本「前日に温泉のあるホテルに泊まって、朝早くに千畳敷《せんじょうじき》までロープウェイで上るんですよ。わたしは、ここのホテルの山菜サラダが好きなんですけれど、いつも朝食はおにぎりにして持って行くんです」

今津「ところでS本さん、今日はどうされたんですか」

S本「そうそう。今回の登山の翌日に足が痛くなっちゃって困っちゃいました。なんとかならないかと山友達に相談したら、病院で診てもらうのがいいよというアドバイスをもらったんです」

今津「どんな風に足が痛くなったんですか」

S本「それが……膝から下がギューッと硬くなるみたいな感じです。足首を伸ばそうとしても伸びないし、しばらく苦しみました」

筋肉疲労の原因は乳酸ではない

さて、みなさんには同じような経験はありませんか。運動をしたときやそのあとなどには、足が疲れて痛くなることがあります。筋肉が意思に反して収縮することをこむら返りと呼びます。

わたしが学生のときには、筋肉が疲れる原因は乳酸がたまるからだと教えられました。しかし最近の研究では、運動により増えた乳酸はエネルギーとして使われるため、疲労の原因物質ではないと言われています。

最近では、こむら返りの原因は、筋肉が疲労して動けなくなるのではないと言われています。酸素やエネルギーが足りなくなって動けなくなるからだという考えかたが主流です。

また、筋肉痛も乳酸が原因ではなく筋肉に小さな傷がつくためだと考えられています。こむら返りの予防法としては、運動の前後に筋肉をマッサージしたり、筋肉を温めることなどが挙げられます。それだけではなく、筋肉疲労や筋肉痛も予防することができます。
また、運動中や休憩時などに筋肉をマッサージすることも、よいとされています。

実は、医師の間ではこむら返りの治療薬に漢方薬が使われています。
日頃は運動不足の医師たちも、ゴルフのときや子どもの運動会では運動をすることになります。

そのときに、こむら返りに悩まされるのを予防するために、芍薬甘草湯《しゃくやくかんぞうとう》が第一選択薬になっています。

処方せん

◎筋肉の痙攣《けいれん》には、

芍薬甘草湯《しゃくやくかんぞうとう》

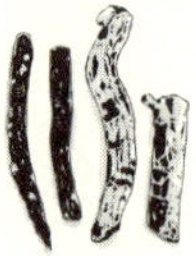

芍薬《シャクヤク》

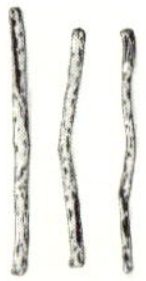

甘草《カンソウ》

漢方薬は、いくつかの薬草を決められた割合で組み合わせてあります。芍薬甘草湯は、芍薬と甘草を一対一の割合で混ぜてある薬で、筋肉の痙攣に伴う症状に用いられます。芍薬にはペオニフロリンが含まれ、筋肉細胞へカルシウムイオンが入るのを防いでくれます。甘草にはグリチルリチン酸が含まれ、筋肉細胞からカリウムを出すのを促進してくれます。このふたつの働きの相乗効果で、筋肉の痙攣に伴う収縮や痛みを和らげてくれるわけです。

芍薬甘草湯は内服してから一〇分以内に効果が現れます。こむら返りを起こしてから内服しても、すぐに効いてくれます。そればかりか、予防的に内服しておけば運動の後にこむら返りになりにくくなりますので有難い薬です。

今津　「S本さん、今度から山へ登るときは芍薬甘草湯をポケットに入れておくといいですよ」

S本　「こんなにいい薬があるなら、もっと早く教えてくれればいいのに。先生、仲間にも分けてあげたいのでたくさん出してください」

今津　「いやいや、保険診療で診察をして処方してるから、S本さん以外の人のために処方するわけにはいかないんだ」

S本「でも先生、いつも漢方薬は誰にでも効くって言ってるじゃないですか。わたしだけ薬を飲んで元気になるのも、ちょっと気が引けます。こっそり仲間にも分けてもいいでしょ？」

今津「じゃあ、自費診療で出してあげるよ。芍薬甘草湯は一包が約六〇円だから、薬屋さんで買うよりも安いから」

S本「え？　先生が処方したほうが、薬屋さんで買うより安いんですか？」

今津「友達にあげるときは、漢方薬にも副作用があること、ちゃんと説明してあげてくださいね」

甘草の副作用

どんなに安全な薬でも、トラブルが起こることがあります。たとえば、芍薬甘草湯に含まれている甘草は、浮腫の原因になることがあります。

そもそも甘草は、昔から太らない甘味料として、駄菓子や醤油《しょうゆ》やタクアンの味付けに使われてきました。日本の食生活に重要な甘草は、甘味料としてだけではなく薬としても活躍しています。この甘草には炎症を抑える作用があり、甘草から抽出した成分がジンマシンや慢性肝炎の治療に広く使われています。

厚生労働省が調べたところ、甘草を一日に二・五g以上とると、浮腫や血圧の上昇などの症状が現れることが分かりました。甘草と同じように、漢方薬の原料として使われている薬草のうち特に副作用を注意しなければいけないものがあります。

◎大黄《だいおう》、芒硝《ぼうしょう》：どちらも一般の下剤の原材料として使われている。下痢や腹痛の原因になる。

◎地黄《じおう》、当帰《とうき》、石膏《せっこう》：胃もたれ、食欲不振などの上部消化器症状の原因となる。

◎桂皮《けいひ》、当帰《とうき》、オウゴン：発疹、薬疹などアレルギー症状の原因となる。

◎附子《ぶし》：アコニチン成分による動悸、ホットフラッシュ、血圧上昇などの循環器症状の原因となる。

◎麻黄《まおう》：エフェドリン成分による動悸、血圧上昇などの循環器症状の原因となる。

今津「そうそう、もうひとつ、大切なポイントを教えてあげるよ」

S本「先生のウンチク、教えてください」

今津「ウンチクじゃないですよ。ちゃんとした科学的根拠だから、覚えておくと山仲間に感謝されますよ」

S本「ありがとうございます。わたしも名医の仲間入りですね」

うがい薬に桔《き》梗《きょう》湯《とう》

芍薬甘草湯と同じように、漢方薬は速効性と持続性に優れたものが多く、使いかたを覚えると便利なものが多いです。

同じく二種類の薬草を組み合わせた漢方薬に、桔《き》梗《きょう》湯《とう》があります。

処方せん

◎ノドの痛みには、

桔《き》梗《きょう》湯《とう》

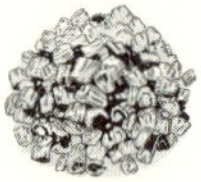

桔《キ》梗《キョウ》

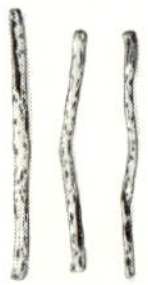

甘《カン》草《ゾウ》

桔梗湯は、桔梗と甘草を一対一・五で組み合わせた薬です。扁桃《へんとう》炎に使われる薬ですが、わたしはうがい薬として愛用しています。

実は、市販されているものや医師が処方するうがい薬は、殺菌効果が非常に強いため、使いすぎると正常なノドの粘膜を逆に痛めてしまったり、乾燥させてしまうことがあるのです。

また、小さな子どもが間違ってうがい薬を飲み込んでしまうと、トラブルの原因になることもあります。桔梗湯の場合、そんな心配は不要です。小さな子どもからお年寄りまで安心して安全に使うことができます。

薬が効かない体質

芍薬甘草湯は、腸内細菌によって分解されることで薬としての効果を発揮することが分かっています。昭和薬科大学の田代眞一《たしろしんいち》元教授によると、芍薬甘草湯は日本人女性の四人のうち、三人には有効で残りの一人には効かないそうです。

どうやったら、すべての人に芍薬甘草湯が効くようになるのか? 田代眞一元教授は、一度も漢方薬を飲んだことがない人と日頃から漢方薬を飲んでいる人では、芍薬甘草湯の効果が違うことに注目しました。

芍薬甘草湯が効かなかった人に、数日間芍薬甘草湯を内服してもらう実験を行いました。すると腸内細菌が教育され、徐々に芍薬甘草湯を分解することができるようになりました。最初は効かなかった人に対しても効果を発揮するようになったのです。

この方法は、芍薬甘草湯が効かないと思われていた女性にも、ちゃんと効かせるテクニックとして確立されています。西洋薬と違い、漢方薬は使いかたを知らないと活用することはできません。

漢方が効かないと言われる原因

一部では漢方薬が効かないと言われていますが、これにはいくつか原因があると思っています。まず、医師の技量不足、そして薬剤師の説明不足です。

実は、医学部を卒業して一五年以上経っている医師は、学生時代に漢方医学を授業で学んでいないのです。このため、ちゃんと漢方医学を勉強した医師の数が現場には少なく、的確な診断と治療ができていない場合があります。

同様に、薬学部でも漢方医学を学ばずに薬剤師として働いている人の割合が全体の三分の二を占めます。

　つまり、医師も薬剤師も、漢方医学と漢方薬について、十分な知識と経験を持っていない上に、看護師も漢方医学については、ほとんど知識を持っていないという状況にあります。安全に漢方薬を服用するためには、しっかりと漢方医学と漢方薬を学んだ医師、薬剤師、看護師に相談しましょう。

プレゼン前の胃痛に効く漢方

神経性の胃痛

診察室へ入ってきたのは、眼鏡をかけた少し神経質そうな男性、A部さん（三八歳）。髪を清潔に整え、スーツをしっかりと着こなしている姿は、上場会社のサラリーマンのようです。しかし、どことなく疲れている雰囲気がします。

A　部　「あの〜、すみません。胃が痛むんですが……」

と、単刀直入に話が始まります。

A　部　「実は、このところみぞおちの辺りが痛むことが多くなり、薬局で市販薬の胃薬を買って飲んではいるんですが、なかなかよくならないんです」

今　津　「そうですか。食欲はいかがですか？」

Ａ部　「ええ、食べられることは食べられるのです。ただ、会社ではどうもタイミング悪く胃が痛くなるんですよね……」

と、手をお腹に当てながら、眉間《みけん》にしわを寄せています。

今津　「すると、四六時中お腹が痛いわけではないのですね」

Ａ部　「はい、そうなんです。会議の前や大事なプレゼンの前になると痛くなります。いまも大切な案件を抱えていまして、なんとかこの痛みを治さないとと思い伺ったわけです」

今津　「食事とは関係がないのですね」

Ａ部　「う〜ん、そういえば最近は少しもたれるかもしれません。胃が疲れているのかなぁ」

と、まだお腹に手を当てています。かなり、痛むのでしょう。

今津「ちょっと、舌を出してください……」

A部さんの舌はやや紫色をしていて、表面にうっすら白色の苔《こけ》が認められ、その輪郭には歯の痕《あと》がついていました。

今津「なるほどなるほど。で、便通はいかがです?」

A部「便通ですか。昔から、朝に電車に乗るとお腹が痛くなることがあります」

今津「と言うと、下痢になるということですか?」

A部「そうです。学生時代から朝は苦手なんですよ」

病気の自己判断はやめよう

A部さんの身なりや立ち居振る舞い、言葉遣いなどをよく観察し、病気を類推していきます。

今回のA部さんの胃痛は、重要な会議の前やプレゼンなどの精神的なストレスが症状となって現れることが多いタイプです。

こういった場合、病院でいろいろと血液検査や胃カメラを行っても原因が分からないことが多く、それでも「神経性胃炎」や「過敏性腸症候群」といった病名がついたりします。A部さんは、自分で自分の病気を診断して来院されました。これは、みなさんにも経験があると思います。「風邪を引いたから、病院へ行った」と、自己判断で病気を決めていることはよくあることです。

さらに、A部さんの場合は薬局で市販薬を買って、症状がよくなるかどうかまで試しています。これは、科学的に考えると生体実験と同じかもしれませんね。

もし、自己判断した病気と実際の病気が大きく違っていたら、と考えると恐くなりませんか？

仕事が忙しく、病気を自己判断してしまうこと自体を否定はしませんが、そうした自己判断を間違えないようにするためには正しい知識が必須です。

腹診

一般的に、臍より上のお腹が痛いとき、多くの人は胃の病気だと考えます。臍から下が痛いときは、腸の病気と考えるようです。

医学的には、お腹を上・下、右・中央・左のマス目に分けて診断を下すのが一般的です。つまり六個のマス目のなかで痛くなる場所がどこであるかによって、病気を考えます。

❶**上・右**：肝臓、胆嚢、右腎臓などに関連する症状
❷**上・中央**：胃、十二指腸、膵《すい》臓、肝臓、腹部大動脈、大腸などに関連する症状
❸**上・左**：胃、脾《ひ》臓、左腎臓などに関連する症状
❹**下・右**：虫垂、大腸、右腎臓、右尿管、右卵巣、右卵管などに関連する症状
❺**下・中央**：膀胱、子宮、小腸、大腸、腹部大動脈などに関連する症状
❻**下・左**：大腸、左腎臓、左尿管、左卵巣、左卵管などに関連する症状

A部さんは、みぞおちに手を当てていましたので、「上・中央」に関連する症状を考えればいいと思います。すでに薬局で市販薬の胃薬を買って飲んでいるので、痛みが筋肉や骨などの体の痛みではなく、消化器に関連する痛みであることが分かります。

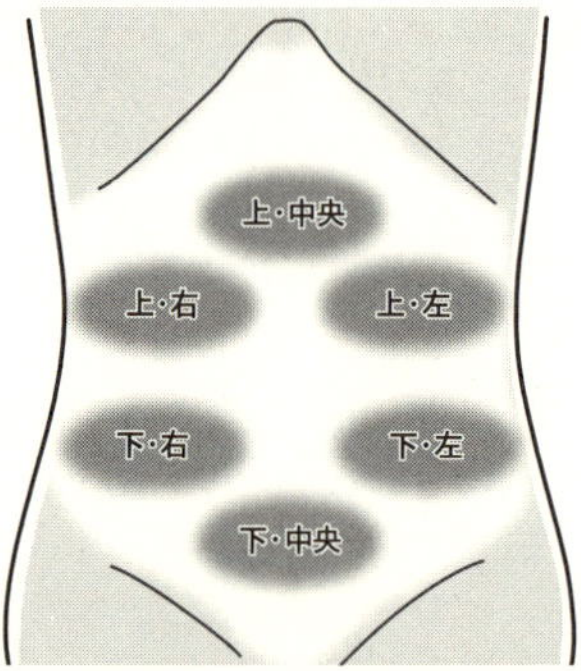

痛む場所によって症状がわかります

そうなると、A部さんの症状の原因は胃、十二指腸、膵臓、肝臓、大腸に限られてきます。

西洋医学では、血液検査、レントゲン撮影、超音波検査など、診断のためにいろいろな方法を使って推理を進めていきます。

漢方医学では、症状やお腹の所見などから診断し、治療へ進んでいきます。漢方医学には、西洋医学よりも早く治療が始められるという特徴があります。

舌診《ぜっしん》

わたしはA部さんの舌を診て、いろいろな情報を得ることができました。漢方医学ではこの舌診から、胃腸の状態を診断します。簡単にできる診断方法ですから、みなさんも覚えておくと役に立つと思います。

舌診で注目するポイントは、舌の色、舌の表面、舌の輪郭の三つです。

舌の色は、紅色から紫色まで変化します。小学生や中学生の頃、プールに入ったときに友達のくちびるの色が紫色になっていた経験はありませんか。これはプールの水温で体が冷えてしまい、血液の流れが悪くなったことで、くちびるの色が紫色になってしまったわけです。正常な舌の色が紅色で、体全体の血液の流れが悪くなると紫色へ変化します。

舌の表面は、食道から胃の粘膜の変化と関係があります。食道から胃の粘膜に炎症を起こしたとき、舌の表面に白い苔が現れます。この炎症が慢性的に経過すると色が白色から黄色へと変化します。色が変わるように、症状が重くなると、苔の厚さも、厚くなってきます。

舌の輪郭に、歯形が付いていることがあります。これは、舌全体が、浮腫んでいるために起こる症状です。これも、胃の粘膜が浮腫んでいることと関係がありますので、胃炎を疑います。

つまり、A部さんの胃の状態は、血液の流れが悪く、慢性までは達していない胃炎がある可能性があると診断できます。

鶏鳴《けいめい》下痢

自分自身では関係がないと思っていた症状も、大切な情報になります。重要な会議の前に胃が痛くなる以外に、朝の下痢に悩まされていたA部さんの症状がそれです。この症状は、昔から鶏鳴下痢と呼ばれています。

前日に食べたものがお腹に合わなかったり、お酒の飲み過ぎだったり、と鶏鳴下痢の原因は様々です。体調の変化や病気によって、大きく揺れ動きます。

たとえば、疲労や睡眠不足によっても、腸内細菌のバランスは変化します。A部さんの場合は朝の電車に乗る時間帯になると下痢になっています。

これは、消化液のひとつである胆汁が影響しています。朝食をとると、肝臓で作られた胆汁が貯蔵されている胆嚢が収縮して、濃度の高い胆汁が脂肪の消化のために分泌されます。この濃い胆汁は、小腸で働きます。役目を果たした後、この濃い胆汁は、小腸で再び吸収されて肝臓へ戻ります。しかし、再吸収ができなかった濃い胆汁が、大腸へ流れ込むと下痢になってしまいます。

漢方医学ではすぐ治療が始まる

まずは、目の前に控えている重要な会議でのプレゼンを乗り切るために、治療を進めていきましょう。

先述したとおり、漢方医学では診察の結果からすぐ、治療を行うステップへ進むのが特徴です。A部さんの場合も同じです。注意しなくてはいけないのは、命に関わる重要な病気を見落とす危険性があることです。

このため、治療を優先して症状を緩和しながら、検査を進めるスタイルです。

機能性ディスペプシア

ストレスによる胃炎は「神経性胃炎」と呼ばれています。

最近では、神経性胃炎や慢性胃炎という病気をまとめて、「機能性ディスペプシア」と呼ぶようになりました。この機能性ディスペプシアは食道や胃を中心とした病気です。そして、腸の機能性の病気を「過敏性腸症候群」と呼びます。

どちらも、がんや潰瘍といった病気に関係したものではありません。検査してもどこにも悪いところが見つからず、症状だけがはっきりとしている病気です。

このため、機能性ディスペプシアには、痛みを抑えて治療するブチルスコポラミン臭化物、消化管の動きを亢進させるセロトニン受容体作動薬、胃酸を抑えて治療するヒスタミン受容体拮抗《きっこう》薬、プロトンポンプ阻害薬などでは、効果が期待できません。

つまり、西洋医学的アプローチでは治療が難しいということです。

処方せん

◎精神的ストレスによる腹痛には、

半夏瀉心湯《はんげしゃしんとう》

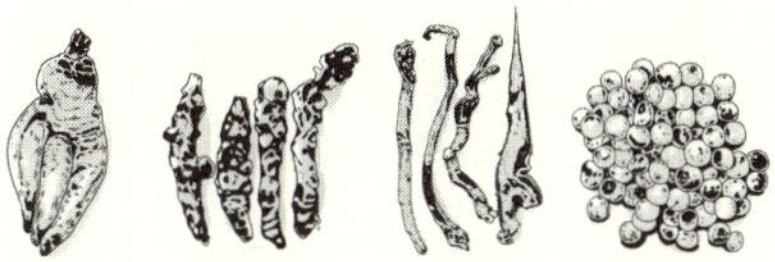

半夏《ハンゲ》　黄《オウ》ごん　黄連《オウレン》　人参《ニンジン》

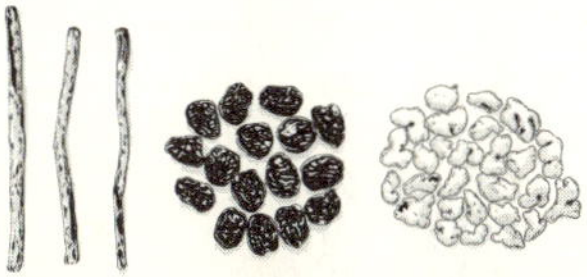

乾姜《カンキョウ》　大棗《タイソウ》　甘草《カンゾウ》

そこで、漢方薬の出番です。「みぞおちがつかえ、ときに悪心《おしん》、嘔吐があり食欲不振で腹が鳴って軟便または下痢の傾向があるもの」に医療保険で使用することが認められている半夏瀉心湯《はんげしゃしんとう》が、治療薬となります。

半夏は鎮吐作用だけでなく、消化性潰瘍を治す作用があります。黄ごん、黄連などに含まれる薬効成分は、すでにご説明しましたね。

二週間前、会議前の胃痛の治療を希望していらっしゃったA部さん。やっと重要なプレゼンも終わり、二回目の診察へお見えになりました。

今津「A部さん、その後、いかがですか」

A部「なんとかプレゼンができました。会議が始まる一〇分前にいただいた半夏瀉心湯を指示通りに飲んでみました。すると、スーッとみぞおちの辺りが楽になるのを感じて、無事に重役の前でプレゼンをすることができました。ありがとうございました。そうそう、寝る前に半夏瀉心湯を飲むようになってから朝の下痢がだんだんと減って、いまでは電車に乗るのも恐くなくなりました」

今津「よかったですね」

Ａ部　「でも、なにが効いているんですか」

今津　「実は、シナモンが入っているんです。あのよくコーヒーショップにおいてあるシナモンですよ。シナモンには、ケイヒアルデヒドという成分が含まれていて、睡眠を安定させたり、精神的なストレスを軽くしたり、熱を下げる作用があるんです。会議前に緊張した精神を落ち着かせるには、もってこいですね。下痢が良くなったのは、腸の粘膜を良くする作用があるために胆汁の再吸収が良くなったり、腸内細菌のバランスが保てるようになったからでしょうね」

Ａ部　「なるほどなるほど、ありがとうございます。それにしても本当に助かりました。また困ったら、相談に来ますね」

不妊症に効く漢方

不妊にも漢方が効く?

グラフィックデザイナーのK口さん(三三歳)とN美さん(三一歳)がお見えになったのは夏の暑い土曜日でした。

センスのいいシャツを着たK口さんは身長が高く、N美さんの後ろから診察室へ入ってこられました。

差し出された問診票の最初には、可愛らしい小さな文字で「不妊症」と書かれていました。

今津「何年、治療を受けていらっしゃいますか」

N美「はい、二年目になります。担当の先生からは、そろそろ体外受精を勧められていますが、その前に、漢方治療に興味があり、受診しました」

はっきりとした口調でN美さんが説明してくれました。

N美「体質を改善しないといけないんじゃないのかなぁ、と考えています」

K口「ぼくは先日、産婦人科で精子の運動率が悪いと言われてしまいました」

と、遠慮がちにK口さんが、付け加えてくれました。

今津「そうですか。N美さんはご自身の体調で心配なところはありますか」

N美「特別悪いところはないのですけれど、少し気になる点というと、おでこに吹き出物が出ることですかね。そうそう、朝、指が浮腫んでいることがあります」

今津「お腹の調子はどうですか」

N美「毎日出ることはありません」

今津「すると、一週間に何回ぐらいですか」

N美「えーっと、二〜三回ぐらい……」

今津「硬さは?」

N美「兎の糞のような……」

腹は口ほどにものを言う

いろいろとお話を伺ったあと、診察をさせてもらいました。持参された産婦人科での血液検査結果や画像診断所見などを確認しながら、舌、脈、腹の順番で丁寧に診察をしていきます。中国の伝統医学である中医学などとは違い、日本の伝統医学である漢方医学は、腹の診察からいろいろな情報を見つけます。

「腹診」と呼ばれる診察方法は、日本で独特に発展した技術で中国や韓国ではあまり行われません。わたしは外科医として様々な病気のお腹を触ってきました。

その上で、漢方医学の腹診の技術を習得したので、非常に多くの情報を得ることができます。「目は口ほどにものを言う」といいますが、「腹は口ほどにものを言う」こともしばしばです。

外科には、内科の血液検査や画像診断で、緊急手術が必要と判断された患者さんが送られてきます。

最後に手術をするかどうか決めるのは、外科医の判断です。外科医は、患者さんの状態を見ながら、お腹の診察所見を大切にして診断を下します。いくら血液検査や画像診断で病気が疑われても、外科医の手のひらの感覚が「違う」と感じたときは、手術しません。逆に、検査でわからない病気も手のひらの感覚を頼りに手術を行います。

外科学を学んだわたしにとって、漢方医学で行う腹診はさらに多くの情報を得る手段となりました。

今津　「N美さん、あなたには当帰芍《とうきしゃく》薬散《やくさん》を処方しますね」

N美　「自分では健康なつもりでいても、いろいろと聞かれると意外と体調が悪いことに気付くものですね」

今津　「ええ、そのために問診票には、頭のてっぺんから足の先まで質問事項を並べてあるんですよ」

N美　「なるほど」

今津　「K口さん、あなたには、補《ほ》中《ちゅう》益《えっ》気《き》湯《とう》を処方しますね。お話しを伺うと、意外と仕事がハードでストレスが多いようです。クライアントとの付き合いもあり、食生活が乱れていることも気になりますね。まずは、この補中益気湯で胃腸の調子を整え、精神的ストレスを和らげてみましょう。また補中益気湯には、精子の運動率を上げてくれる作用がありますから、安心してくださいね」

処方せん

◎冷え性の女性と男性に、

当帰芍薬散《とうきしゃくやくさん》

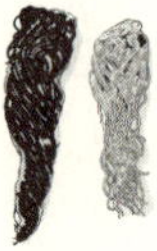
当帰《トウキ》

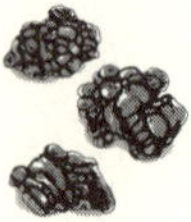
川《セン》きゅう

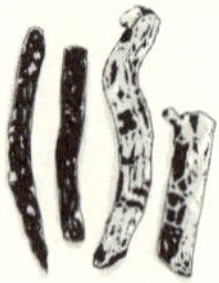
芍薬《シャクヤク》

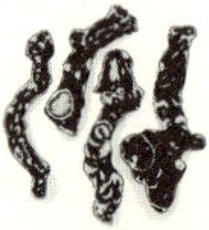
蒼朮《ソウジュツ》または白朮《ビャクジュツ》

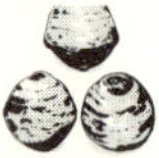
沢瀉《タクシャ》

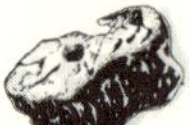
茯苓《ブクリョウ》

処方せん

◎仕事に疲れたあなたには、

補《ほ》中《ちゅう》益《えっ》気《き》湯《とう》

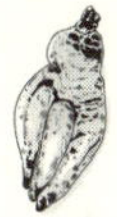

人参《ニンジン》

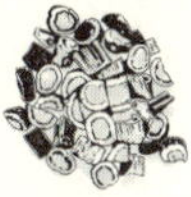

黄耆《オウギ》

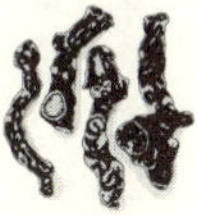

蒼朮《ソウジュツ》または白朮《ビャクジュツ》

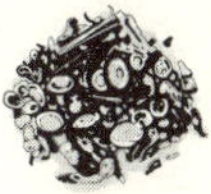

柴胡《サイコ》

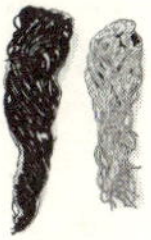

当帰《トウキ》

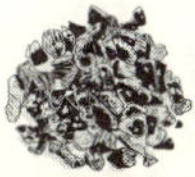

升麻《ショウマ》

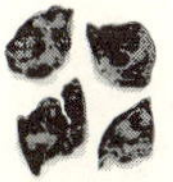

陳皮《チンピ》

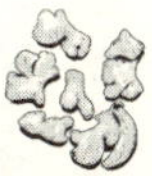

生姜《ショウキョウ》

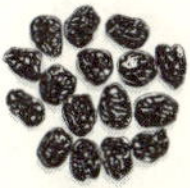

大棗《タイソウ》

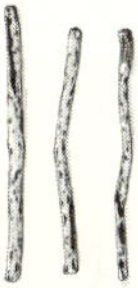

甘草《カンゾウ》

当帰芍薬散は古来から安胎薬《あんたいやく》と呼ばれている薬で、不妊症の治療によく使われています。また、当帰芍薬散は、四物湯《しもつとう》と五苓散が合わさった薬と考えられています。四物湯は、月経障害、更年期障害、不妊症など産婦人科疾患に使われ、五苓散は、口が渇き、小水が少ない人など、水分バランスを調節する時に使われます。当帰と川きゅうには、子宮の運動を調節する作用があります。芍薬には、筋肉の緊張を緩める作用があります。蒼朮、沢瀉、茯苓には、利尿作用があります。

気をつけるべきことといえば、セリ科の植物である当帰と川きゅうが胃に障《さわ》る場合があるということです。なんと、昔は当帰芍薬散をお酒で服用させていたそうです。面白いですね。

補中益気湯は夏ばての薬としても使われる滋養強壮剤で、別名「医王湯《いおうとう》」と呼ばれ、医薬品の王様と言われています。

人参と黄耆には、抗疲労作用があります。蒼朮には、水分バランスを整える作用があります。柴胡には、抗炎症作用があります。当帰と升麻の組み合わせは、脱肛、子宮脱に効果があると言われています。陳皮は消化器系に作用し、生姜と大棗は胃腸を整えます。また、甘草は肝機能を改善します。

補中益気湯の基礎研究では、精子の運動率と奇形率を改善する作用があることがわかっています。

不妊症の治療は、産婦人科で行われています。女性の月経周期を調べ、ホルモン検査をして子宮と卵巣の状態をチェックし、受精の良いタイミングを見つけます。

漢方医学では、さらに体全体を診ることでお手伝いをします。たとえば、便秘がちな人ならば便通を整え、冷え性ならば冷えを取るようにします。どんなに良い薬でも受け皿となる体が十分に働いていなければうまく効きません。

それから一ヶ月後、仲良くK口ご夫妻がお見えになりました。

N美「先生、こないだの検査で、運動率、正常になってました」

今津「よかったですね」

K口「たかが漢方薬で治るなんて、不思議なものだなぁ」

N美「そんなこと言ったら、先生に失礼でしょ」

今津「まあまあ、よかったじゃないですか。で、N美さんはいかがですか？」
N美「あれから便通が良くなって、いまではほぼ毎日あるようになりました」
今津「指の浮腫はどうですか」
N美「そう言えば、最近、気にならなかったわ」
今津「おでこも、この前より、綺麗になっていませんか」
N美「そうそう、吹き出物ができなくなりましたね。驚いた。知らないうちによくなってたんだわ」

と、わかってるのか、わかってないのか、のんびりとした二人の反応を見ながら、もう一度、同じ薬を処方することにしました。

漢方薬は身体全体に効く

外来で問診をしていると、本人は薬が効いているのかどうかわからないと感じていたとしても、ひとつひとつ確かめていくうちに、自分の症状が改善していることに気付きます。

漢方薬の治療によくあることですが、ひとつの症状だけがよくなるのではなく、体のあちこちの不調が知らないうちに改善してきます。人の体はすべてつながっていますので、ひとつのことをきっかけに、ドミノ倒しのようにどんどんと体の不調が改善していきます。

これは、ひとつの薬に複数の生薬が配合されている漢方薬ならではの利点であるといえるでしょう。全体に効くというのが漢方薬の大きな特徴です。

そして、ある日、N美さんから陽性反応が出たという電話がありました。

新しい命が宿ったのです。

冷えに効く漢方

冷え性の体質改善

どこかのグラビアから飛び出てきたような色白で華麗なM幸（二六歳）さんが、静かに診察室の扉を開けて入ってきました。

長い黒髪をなびかせながら静かに座ると、大きな目をこちらに向けて華奢《きゃしゃ》な体の姿勢を正してから、透き通る声で話し始めました。

M幸「K崎先生の紹介で伺いました。昔から冷え性で悩んでいたところ、知人の紹介でさくら治療院を教えてもらい、半年前から治療を受けています。この半年でだいぶ体の調子が整ってきました。でも、K崎先生からは、まだまだ血の巡りが悪いので、一度先生の診察を受けるよう勧められました」

今津「そうでしたか。K崎先生はお元気でしたか」

M幸「はい、いつもやさしくいろいろと教えてくださいます」

今津「さて、問診票を見せていただいたところ、昔は冬になるとシモヤケができたそうですね」

M幸「ええ、小さい頃は毎年できていました。最近はできなくなりましたが、一年じゅう手足が冷たくて友人からは氷のようだと言われます」

今津「お腹の調子はどうですか」

M幸「便通は良くないです。よくお腹も痛くなるし」

今津「一週間に何回ぐらいですか」

M幸「二〜三日に一回はありますが、月経前は便秘気味になります」

今津「月経は順調に来ますか」

M幸「いえ、順調に来ないことがあります。月経痛もひどいです」

西洋医学に「冷え性」はない

実際の診察室でのやりとりでも、冷え性の話から便通の話、そして月経についてと、話がどんどん変わっていきます。そうして時間をかけすぎず全体像をつかもうとしていきます。

M幸さんとの会話の内容がだんだんと膨らんでいくのが分かりましたか？　わたしのク

リニックでの診察はいつもこんな具合に、いろいろな情報を収集するために矢継ぎ早に多方面から質問を行うようにしています。

しかし、すべて「冷え性」に関連する症状を聞いています。

西洋医学では、「冷え性」という疾患概念がありません。つまり、病気として取り上げていないということです。病気として取り上げていないので、診断方法も検査法も治療法も乏しく、どの診療科で扱うかも決まっていません。「冷え性」を英訳すると「Cold」になってしまい、これでは風邪なのか冷たいのか、なんだかよくわかりません。しかし、漢方医学では、れっきとした病気として扱います。

冷え性の原因は、大きく分けてふたつあります。ひとつは血の巡りが悪い場合です。血の巡りが悪くなり、血液が流れなくなった状態は、死を意味します。ふたつめは、水分を含んでいるときです。濡れて水分を含んだタオルは、ひんやりと冷たく感じますね。どちらも冷え性の原因となります。

今　津　「M幸さん、夕方になると足が浮腫みますよね」

M幸「ええ、よく浮腫みます。ときどき、重だるくなることもあります」
今津「めまいや立ちくらみは、一週間に何回ぐらいですか」
M幸「はい、ひどいときは一週間に何度もあります」

すでにお気づきになったと思いますが、M幸さんへの質問のしかたが変わりましたね。M幸さんの冷え性が、血の巡りで起きているのか、水分バランスも関係しているのかを、分かった上で質問しているからです。

つまり、すでにわたしは、M幸さんの冷え性がどのタイプなのか、頭の中では結論を出しているわけです。

「冷え性」には三つの漢方薬

わたしは、冷え性の治療で有名な村田高明先生に漢方医学を教えていただきました。冷え性には、精神的なものからくる冷え、血の巡りが悪くておこる冷え、水分バランスが崩れておこる冷え、があるそうです。

この三つのパターンには、それぞれマッチする漢方薬が用意されています。

それが、当帰芍薬散《とうきしゃやくさん》、加味逍遙散《かみしょうようさん》、桂枝茯苓丸《けいしぶくりょうがん》です。

水分バランスが崩れておこる冷えに

当帰芍薬散は「細長型」という、竹久夢二《たけひさゆめじ》の描いた女性にとたとえられるような女性に適性があると言われています。

処方せん

◎色白でか弱い女性には、

当帰芍薬散《とうきしゃくやくさん》

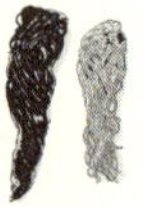

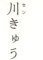

当帰《トウキ》

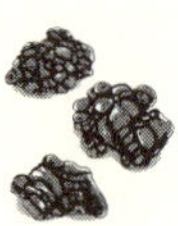

川《セン》きゅう

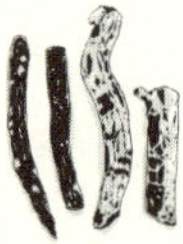

芍薬《シャクヤク》

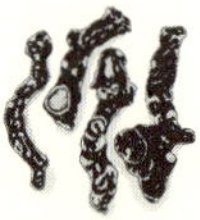

蒼朮《ソウジュツ》または白朮《ビャクジュツ》

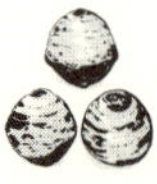

沢瀉《タクシャ》

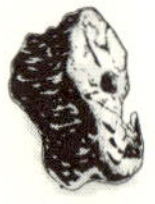

茯苓《ブクリョウ》

「老若男女を問わず、冷え性で貧血傾向がある。筋肉は軟弱で、女性的であり、疲労しやすい。腹痛は下腹部に起こり、腰部あるいはみぞおちに広がる。頭痛、頭重、めまい、肩こり、耳鳴り、頭痛などに用いる」（『漢方診療医典』）とされ、月経不順、月経困難、妊娠に関連するトラブルなど、産婦人科疾患によく使われます。

これまでにも出てきましたが、薬理学的には、記憶学習能力の改善、睡眠障害の改善、解熱・末梢血管拡張作用、血小板凝集抑制作用、卵巣機能の改善、免疫賦活作用などの効果があるとされます。

当帰芍薬散は血の巡りが悪く、さらに、水分バランスが崩れておこる冷えに効果を発揮します。

わたしは、当帰芍薬散を認知症やパーキンソン病などにも、よく使います。

物忘れが多くなってきたときや、動作が鈍く体が思うように動かない、という患者さんにも処方させてもらいます。

このように、異なった症状に対して同じ薬が効くことも漢方医学の特徴です。

精神的なものからくる冷えに

また、「闘士型（筋骨型）」と呼ばれる、キャリアウーマンタイプのかたには加味逍《かみしょう》遙散《ようさん》を処方します。

「婦人の神経症状に伴う症状に用いる。四肢倦怠感、頭重、めまい、不眠、多怒、不安感、灼熱感、月経異常、午後の逆上感、顔面紅潮、背部に悪寒や蒸熱感や発汗など」（『漢方診療医典』）とされ、更年期障害、不妊症、月経不順などに用いられます。

こちらは薬理学的には、血管運動神経症状、精神神経症状の改善、関節痛・筋肉痛の改善、抗不安作用などの効果があります。

加味逍遙散は、精神的なものからくる冷えに有効です。つまり、精神的ストレスが症状に関連しているときや、月経前になるとイライラや落ち込みがある場合です。

自分では、気付かない場合が多く、「更年期障害が始まったのかなぁ」と心配されてお見えになるかたが多いようです。

さらに、加味逍遙散には速効性があり、服用したらすぐ効きます。

処方せん

◎バリバリのキャリアウーマンには、

加《か》味《み》逍《しょう》遙《よう》散《さん》

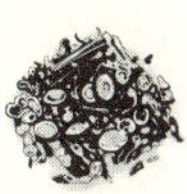

柴胡《サイコ》

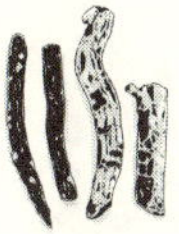

芍薬《シャクヤク》

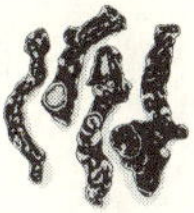

蒼朮《ソウジュツ》

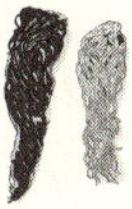

当帰《トウキ》

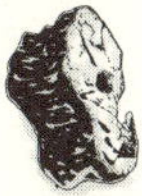

茯苓《ブクリョウ》

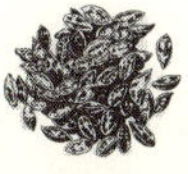

山梔子《サンシシ》

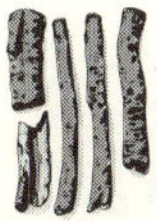

牡丹皮《ボタンピ》

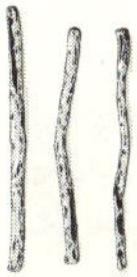

甘草《カンゾウ》

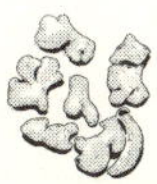

生姜《ショウキョウ》

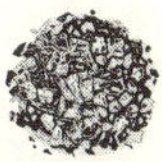

薄荷《ハッカ》

血の巡りが悪くておこる冷えに

桂枝《けいし》茯苓丸《ぶくりょうがん》は「肥満型」、社交的で温厚なルノアールが描くタイプのかたに効くとされています。

親切でやさしいお母さんのような女性、と言えばいいでしょうか。

処方せん

◎気の優しいふくよかなあなたに、

桂枝茯苓丸《けいしぶくりょうがん》

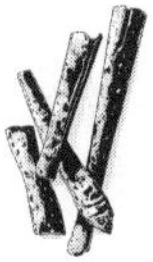

桂皮《ケイヒ》

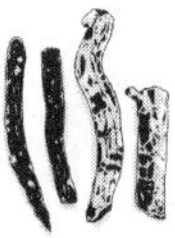

芍薬《シャクヤク》

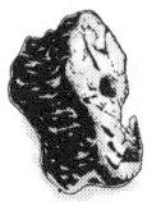

茯苓《ブクリョウ》

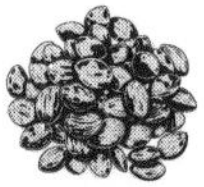

桃仁《トウニン》

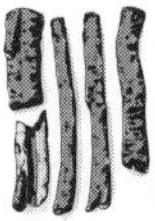

牡丹皮《ボタンピ》

「子宮及び卵巣などの付属器の炎症に用いられる。月経不順に伴う症状、月経困難症、子宮筋腫など」（『漢方診療医典』）とされています。

薬理学的には、ホットフラッシュの改善、末梢血管拡張作用、血液粘稠《ねんちゅう》度《ど》低下作用などが確かめられています。

二週間後の外来で、そーっと診察室の扉を開けてM幸さんが入ってきました。

今津　「おはようございます。今日も、寒い朝ですね。調子はいかがですか」

M幸　「ありがとうございます。調子は良いです」

今津　「副作用など、ありませんでしたか」

M幸　「ええ、大丈夫です。お薬をいただいた翌日に少しお腹が痛くなったので心配したのですが、二日目には便通もありました。その後は毎日出るようになりました」

今津　「よかったですね」

M幸　「それに、少し指先が温かくなったみたいです」

今津　「夕方の足の浮腫はどうです」

Ｍ幸「そういえば、気にならなくなりました」
今津「めまいは？」
Ｍ幸「ありません」
今津「よかったですね。今度、Ｋ崎先生のところにはいつ行かれますか」
Ｍ幸「来週火曜日に行く予定です」
今津「では、Ｋ崎先生に診療経過をお知らせしたいと思いますので、手紙を書きますね」
Ｍ幸「ありがとうございます」

冷えに悩む男性も多い

実は、女性ばかりでなく男性にも冷え性で悩んでいるかたが多くいらっしゃいます。決して、女性っぽい男性が冷え性になるということではありません。

冷え性は男女平等です。男性の場合も、当帰芍薬散、加味逍遙散、桂枝茯苓丸を使います。

ただ、男性と女性では体の構造が異なりますから、必然的に治療方法も変わってきます。

それは、魔法瓶の原理と一緒です。魔法瓶の原理とは、中に入れるものの温度を保つために、入れ物を何層にも重ねることです。つまり、人の体は熱を逃がさないように、筋肉、皮下脂肪、皮膚といった袋を何層にも重ねた構造になっています。

筋肉や脂肪の量は、男性と女性で大きく違いがあります。

男性は女性に比べると内臓脂肪が多く、筋肉も多いので体の外へ熱が逃げにくいようになっています。

しかし、女性は内臓脂肪が少なく、筋肉も少ないので熱が逃げやすく冷えやすい身体の構造になっています。これが女性に冷え性の多い原因のひとつです。

現代では、冬ばかりでなく、夏にも冷え性のかたが多く診察にお見えになります。冷房をはじめとした生活環境によるものだと思います。

特に、ビジネスマンのみなさんは、オフィスや移動の電車内など冷房の効いた場所に長くいることも多く、一年を通して、冷えへの対策が必要でしょう。

ぜひ、漢方医学を活用して、冷えのない生活をしてくださいね。

風邪に効く漢方

万病の元・風邪にも漢方！

学生時代、ラグビーをやっていたT永さん（三〇歳）が、寒そうに診察室へ入ってきました。スポーツ刈りに近い短い髪をして、マフラーを首に巻いてはいますが、冬の寒さのせいか、頬が少し紅色になっています。

T永「風邪を引いたみたいです。何だか寒くて寒くて」

今津「いつからですか」

T永「今朝起きたときなんとなくおかしかったのですが、会社に来る途中からだんだんと、寒気がし始めました。出社前に何とかしないといけないと思い、伺いました」

今津「咳《せき》はどうですか」

T永「出ません。ちょっと、鼻水が出始めています」

今津「肩は張りませんか」

T永「そういえば首筋が張っていますね」

今津「わかりました。これまでに大きな病気や手術をしたことはありますか」

T永「ラグビーで骨折をして手術をしたことがありますが、それ以外はたいした病気はありません」

今津「薬のアレルギーなどはありますか」

T永「ありません」

今津「いま何か飲んでいる薬やサプリメントなどはありませんか」

T永「それもないです」

と、ここまで聞いたところで、わたしはクリニックに常備してある漢方薬をすぐに白湯《さゆ》で飲んでいただきました。

今津「さて、これでまずは初期治療が終了したので、ゆっくりと話を聞きたいと思います。T永さん、風邪はよく引かれるのですか」

T永「いえいえ、年に一回引くか引かないかぐらいです」
今津「風邪のときは、いつも今回のようなパターンですか」
T永「はい、大体が寒気から始まります。そのあとだんだんと体がだるくなり、節々が痛くなったり、頭痛がしたりします」

さて、みなさんも風邪の時はT永さんと同じパターンですか。

外来で風邪を引いたかたをたくさん診せていただいていると、いくつかのパターンがあることに気付きます。

西洋医学では風邪の原因によって症状がわかれますが、治療方法は同じで抗ウイルス薬、対症療法、自然治癒の三つです。

しかし漢方医学では、風邪のパターンに合わせて治療法を選択しますので千差万別です。

風邪の原因

風邪を医学用語では、感冒《かんぼう》症候群といいます。つまり、風邪のような症状の集まりを言い表す言葉です。

熱、寒気、鼻水、咳など、典型的な風邪の症状以外にも、頭痛、肩こり、嘔気、嘔吐、下痢など、様々な症状があります。原因は、約九〇%がウイルス、約一〇%が細菌です。治療は、原因であるウイルスに対して行われます。インフルエンザウイルスであれば、オセルタミビル、ザナミビルといった抗インフルエンザウイルス薬を使います。しかし、RSウイルス、アデノウイルス、コロナウイルスに対する抗ウイルス薬はありません。

ですから、医療機関では、インフルエンザかどうか検査を行い、もし、インフルエンザなら抗ウイルス薬を、インフルエンザでなかったら、対症療法か自然治癒を選ぶことになります。

対症療法とは、症状に対する治療という意味です。つまり、熱があれば解熱剤、ノドが痛い場合は痛み止め、といった具合です。自然治癒とは、「暖かくして、よく寝るように」と自分の免疫力で治すことです。

熱と風邪の関係

ここで忘れてはいけないのが、どうして風邪を引くと熱が出るか、ということです。まだ薬がなかった時代から、人は自分の力で治すために、いろいろな仕組みを遺伝子に刻み込んできました。そのひとつが熱です。

実は、ウイルスは体温が四〇℃以上になると死滅すると言われています。体の熱が上がるとウイルスを自然の力でやっつけることができるようになるわけです。「布団をかぶって静かに寝ていなさい」という母親の言葉は、まんざら嘘ではないのです。

あなたの風邪はどのパターン？

ではここで、いくつか風邪のパターンをみてみましょう。

風邪と一言で言っても、症状は様々です。北海道の風邪と沖縄の風邪は、症状が違うでしょう。同じように、子どもと大人、男性と女性でも、風邪の症状は違い、それぞれに特徴があります。

子どもの風邪は、熱が高く、ヒューヒューと息苦しくなることが多いと思います。体力がある人の風邪は、首筋がこり始め、何となく寒気があると訴えるかたが多いようです。女性の風邪は、「ノドチク」の風邪を言われ、ノドの症状が強いようです。体の弱い人の風邪は、体全体の症状としてだるさや疲労感が強く、体調の不良を訴える場合が、多いようです。

葛根湯は、たとえば体育会系と言えるような、筋肉質なかたに適性のある薬です。女性よりも、男性に向いていると言えるかもしれません。

処方せん

◎首筋が張る風邪には、

葛《かっ》根《こん》湯《とう》

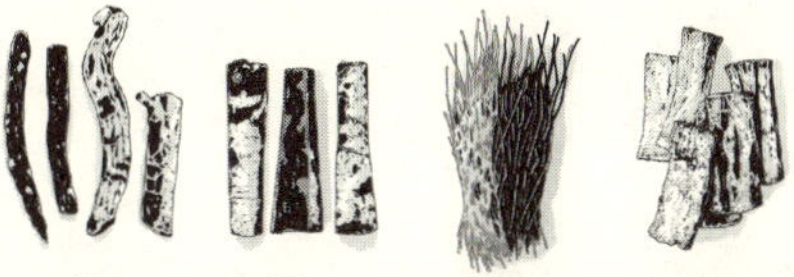

葛根《カッコン》　麻黄《マオウ》　桂皮《ケイヒ》　芍薬《シャクヤク》

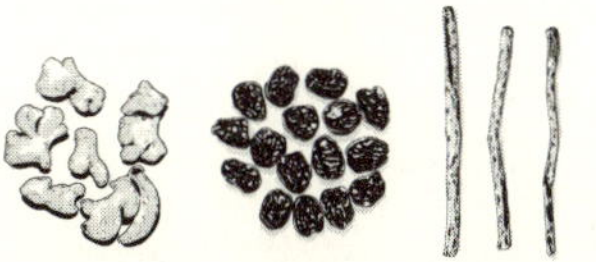

甘草《カンソウ》　大棗《タイソウ》　生姜《ショウキョウ》

普段は元気なのですが、たまたま風邪を引いてしまった、あるいは首筋のこりがだんだんとひどくなり、何だか頭が重い、痛いなど症状が筋肉のこわばりが主体になっている場合に特に効果があります。

こういったタイプのかたは体力があるため、だるさや、「なんとなく熱っぽいな……」などと、自分の風邪に気付くのがやや遅れているケースもあります。

葛根には、鎮痙作用を有するダイゼインが含まれています。

また麻黄には、エフェドリンによる解熱、鎮咳、気管支筋弛緩、抗炎症、抗アレルギーなどの作用があることが確かめられています。

葛根湯の効果を最大限に引き出すために、内服する時は必ず温かい白湯《さゆ》で飲んでください。吸収速度が増し、吸収率が上がります。

また、生姜の絞り汁を加えたりするとさらに、作用が強くなります。生の生姜がないときは、チューブの生姜でも大丈夫ですよ。

ノドからくる風邪には、麻黄附子細辛湯《まおうぶしさいしんとう》が効果的です。

処方せん

◎ノドから来る風邪には、

麻《ま》黄《おう》附《ぶ》子《し》細《さい》辛《しん》湯《とう》

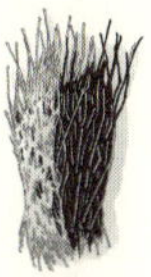

麻黄《マオウ》

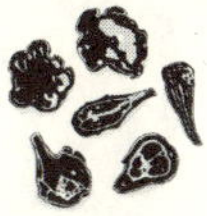

附子《ブシ》

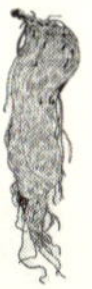

細辛《サイシン》

乾燥した空気を吸うとノドに違和感がある、ノドの痛みや腫れなどの症状から始まる風邪と思ってもらえればいいでしょう。

麻黄はエフェドリン、つまりアドレナリンです。附子は、新陳代謝機能が低下したものを回復させる作用があります。細辛は、抗アレルギー、抗ヒスタミンなどの作用があります。

こういった風邪は、半日ぐらい後から熱が出始め、一気に症状が進み始めます。男性よりも女性に多く、子どもにもよくみられる症状です。
風邪を引くとすぐぐったりとしてしまうかたには、桂枝湯《けいしとう》を処方します。

処方せん

◎寒気がすると調子が悪くなるあなたの風邪に、

桂《け》枝《し》湯《とう》

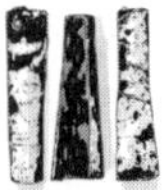

桂皮《ケイヒ》または桂枝

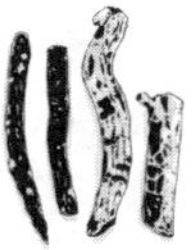

芍薬《シャクヤク》

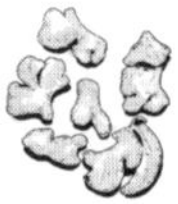

生姜《ショウキョウ》

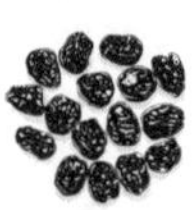

大棗《タイソウ》

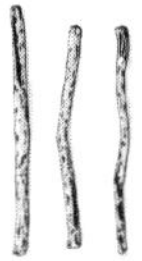

甘草《カンゾウ》

一年を通して、風邪を引くことが多いというかたがいらっしゃいます。そういったかたは、体調の変化だけでなく、精神的なストレスなども、風邪の引き金になってしまいます。そして、一度風邪を引くとなかなか治らない……というのも、こういったタイプのかたの特徴です。また、元来筋肉質なかたでも、大きな病気や怪我をしたあとや、手術後などにこういった風邪を引くことがあります。

桂皮は、発汗、解熱、鎮痛、鎮静などの作用があります。芍薬と甘草は、筋肉の緊張を緩める作用があります。生姜と大棗は、消化管を調整してくれます。

ここまで、いくつかの風邪のパターンと、それぞれに合った漢方薬をご紹介しました。みなさんは、どの風邪のパターンに当てはまりますか？

インフルエンザに注意

今　津「今日は、このあと仕事の予定でしたね」

Ｔ　永「はい、今日の午前中に会議があるので、出なくてはいけないのですが、午後からは休めると思います」

今津「そうですか。ではあなたの周りに、インフルエンザにかかっている人はいますか」

T永「いえ、ちょっとした風邪の人はいますが、インフルエンザにかかっている人はいなかったはずです」

インフルエンザだけは簡易検査キットがどこの医療機関にもありますので、診断を確定できます。他のウイルスと比較すると感染率が高いため、集団感染する危険性があるので、疑わしいときは必ず検査を受けるようにしましょう。一般的にインフルエンザウイルスには、A型、B型、C型の三種類あります。

毎年かかると言われているのがA型です。感染力が強く、高熱と関節痛などの全身症状が強いのが特徴です。B型は二月以降に多く症状が軽いため、他の風邪との見分けが難しいのが特徴です。C型は一度かかればずっと免疫ができますので、何度もかかることがありません。

インフルエンザは飛沫《ひまつ》感染が主体です。インフルエンザにかかっている人のくしゃみや咳のしぶきを吸い込むことで感染します。

一回のくしゃみで一〇〇万個、咳では一〇万個のしぶきが飛沫すると言われています。感染を予防するためには、飛沫を吸い込まないように一メートル以上離れるか、マスクをして防ぐといいでしょう。

また、部屋の湿度を調節するのも大切です。空気中の水蒸気がたくさんあると、ウイルスが水滴に吸着され床に落下するので、感染のリスクを下げることができます。

理想的な湿度は四〇％以上と言われています。逆に、湿度が四〇％未満の場合は飛沫したしぶきが三〇分以上空気中を漂うと言われています。

もし、インフルエンザと診断された場合は、抗インフルエンザウイルス薬を使いますが、発症後四八時間以内という制限があることを覚えておいてください。そして、熱が下がってから二日間は学校や仕事を休む必要があります。

インフルエンザ検査で陰性だったT永さん

今津「では、風邪薬を処方しますので、指示通り飲んでくださいね」

T永「はい」

今津「T永さんには、葛根湯を処方します。葛根湯は風邪のときによく処方される薬ですが、副作用がありますから注意してください。葛根湯の中にはアドレナリンが含まれていますので、高血圧、心房細動、甲状腺亢進症、緑内障、前立腺肥大症などの病気を持っている人は注意が必要です」

T永　「どれもかかったことがないので、大丈夫です」

今津　「飲みかたは、必ず白湯で服用すること。この薬の目的は、体を温めることですから、のどが渇いたときに冷たい水やジュースを飲まないでください。また、冷たい水で手を洗うのも控えてくださいね。とにかく、体を冷やさないように努めてください」

T永　「わかりました」

今津　「食事は消化の良いもの、お粥《かゆ》や温かいうどんにネギや生姜《しょうが》などを入れてください。お風呂は控えたほうがいいと思います」

T永　「そうですか。みかんやりんごなど、くだものは大丈夫ですか」

今津　「風邪の初期は避けたほうがいいと思います。くだものには果糖が含まれていて簡単にエネルギー補給ができ、ビタミンCも豊富です。しかし、カリウムも豊富に含まれているので利尿作用があって、体温を下げてしまいます。風邪の初期は、体温を上げることが大切です。ですから、くだものは控えましょう。熱が出たあと、汗が出て治りはじめたタイミングなら、くだものを摂るのがいいと思います。また、みかんは風邪の予防にも最高ですよ」

みかんを食べて「柑皮症《かんぴしょう》」を有効活用

日本では冬場の定番となっているみかんですが、実は医学的に非常に有効です。

みかんにはβクリプトキサンチンやβカロテンという成分が豊富に含まれているので、一日に三〜四個食べているとだんだんと皮膚が黄色くなってきます。

この症状は「柑皮症」と呼ばれています。原因は、脂溶性の栄養素であるβクリプトキサンチンやβカロテンが皮下脂肪に蓄積するためです。

柑皮症は特に治療の必要はありません。むしろ健康のために役に立つものなので安心してください。

みかんに含まれるβカロテンは、体内でビタミンAに変換され、免疫を高めたり、組織の回復に役立ちます。

また、冬の時期に蓄積されたβクリプトキサンチンは体内にとどまる期間が非常に長く、なんと夏まで効果を発揮します。つまり、みかんをたくさん食べれば、一年を通して体の調子を整えてくれるのです。

ちなみに、このβクリプトキサンチンは輸入された柑橘《かんきつ》類にはほとんど含まれていません。日本でとれるみかんにしか豊富に含まれていませんので、ご注意くださいね。

第三章

今すぐ始められる漢方ガイド

身近な飲み物も漢方？

漢方と緑茶と紅茶とコーヒー

ここまで、様々な症状に合わせた漢方の使いかたをご紹介してきましたが、いかがでしたか？

ここまで読まれたかたならおわかりかと思いますが、病気の治療に使うだけが漢方ではありません。日々、健康状態を自分でコントロールするために漢方を活用してみてください。

日々の健康を自分で守るための知恵も、漢方にはたくさん詰まっています。

漢方の考えかたを実践し、自分の体調をコントロールする第一歩として、まずは一杯のお茶から始めてみましょう。

温かい飲み物からふわりとのぼる暖かな湯気を眺めていると、心が穏やかになるのを感じませんか？　一杯のお茶が、仕事で緊張した自分をリラックスさせてくれます。

みなさんはいつも、緑茶、紅茶、コーヒー、どれを選んでいますか？　それぞれの好みや身体との相性もありますし、絶対にこれを選ばなければいけないということはありません。

でもせっかくなので、それぞれが持っている特徴を理解してもらい、緑茶、紅茶、コーヒー、どれを選ぶべきかを考えてもらいたいと思います。

いろいろなお茶

一般的に日本でよく飲まれているお茶は、緑色をした緑茶です。

これは、ツバキ科ツバキ属チャノキの葉や茎を摘んで蒸したもので、発酵させたものは紅茶と呼ばれています。

コーヒーは、アカネ科コーヒーノキ属コーヒーノキの実を摘み、焙煎《ばいせん》したものです。どの飲み物も上下水道が未発達の頃に広がった習慣のひとつで、安全に安心して飲むことができる飲料であったと考えられます。

アジアを中心とした地域に緑茶や紅茶があり、そのあとヨーロッパへと広がったようです。

アフリカ大陸を中心にした地域にはコーヒーがあり、徐々にアメリカ大陸へ栽培を広げました。現在ではブラジルが世界のコーヒー豆の三分の一を生産するようになっています。

カフェインとポリフェノール

緑茶、紅茶、コーヒー。この三つの飲料に共通している成分が、カフェインです。カフェインには眠気覚ましの効果があります。中枢神経を興奮させて大脳を刺激し、覚醒作用・強心作用を発揮してくれます。

もうひとつ共通する成分がポリフェノールです。ポリフェノールとは、植物に含まれる成分です。緑茶と紅茶に共通して含まれるポリフェノールはカテキンです。一般にはタンニンとも呼ばれている成分で、舌には苦味や渋味として感じます。カテキンには殺菌作用や抗酸化作用があり、健康によいとされています。

実は、緑茶を発酵させて作った紅茶やウーロン茶には、お茶に比べカテキン含有量は少ないことが分かっています。コーヒーにはクロロゲン酸というポリフェノールが含まれています。クロロゲン酸は渋味として感じ、カテキンと同様に抗酸化作用があります。

みなさんの体調管理のために、緑茶、紅茶、コーヒーを選ぶ場合は、カフェインの量とポリフェノールの量のバランスに注目するとよいでしょう。

カフェインの量を多くする場合は、生の茶葉やドリップ式コーヒーを選択します。逆にカフェインの量を少なくする場合は、焙《ほう》じ茶や紅茶パックを選択します。ポリフェノールの量を調節する場合は、濃くしたり、薄くしたりします。濃いお茶やコーヒーには、ポリフェノールが豊富に含まれています。

カフェインのとりすぎは禁物

また、カフェインとポリフェノールがどのぐらいの量入っている飲料なのかによって、一日の適正量が変わってきます。

特にカフェインのとりすぎには、注意が必要です。

一時間に摂取するカフェインの量が、体重一kg当たり六・五mgを超えると、動悸《どうき》、頻尿《ひんにょう》、胃痛、精神的不安などの症状が出ることがあります。

さらに、カフェインの量が体重一kg当たり二〇〇mgを超えると死亡する危険性があります。

また、一日の摂取量も、一〇〇mgを超えると中毒性を持つようになると言われています。

自分に合ったポリフェノールの摂りかた

ポリフェノールには様々な種類があり、人によって消化吸収能力が異なります。このため、自分に合ったポリフェノールがどれで、どの程度摂ったらいいのかはいろいろと試してみないと分かりません。

わたしは、身体が疲れたときはポリフェノールを豊富に含んだものを選ぶようにしています。緑茶を仕事場に置いてあり、やや濃いめにして飲むようにしています。

また、出張先ではアルコールを飲む機会が多いので、カフェインを多く含むものを飲むようにしています。インスタントコーヒーではなく、ドリップ式コーヒーを選んだり、緑茶を濃くしてもらいます。

精神的にリラックスしたいときは、香りの高いものを選ぶようにしています。そういうときに飲むのは、ジャスミンやカモミールなどの温かいハーブティーです。

体調管理は一杯の飲み物から

毎日、元気で明るく仕事をするために体調の管理は大変重要です。

ちょっとした心配りで体調を整えることができ、困難な毎日を乗り切れるようになります。

そのためには、たった一杯の飲み物といえども、おろそかにはできません。

ぜひ、漢方医学の考えかたを取り入れて、緑茶、紅茶、コーヒーを健康のために活用してください。

身近な漢方食材

漢方と食事

みなさんはいつも朝ごはんを食べていますか？　忙しい朝、時間もなく慌てて出かけるとき、朝食を抜いてしまっていませんか？

朝食を抜いてしまい、食事が一日に二回になっているという人は多いでしょう。あるいは、何かこだわりや理由があって食事の回数を調節している人もいるかもしれませんし、仕事が忙しくて時間が取れず、仕方なく一日一回になってしまっている人もいるでしょう。

日本人のほとんどが一日三回食事をするようになったのは、明治以降です。それまでは、一日二食が基本でした。

わたしたちの生活スタイルは、一〇〇年余りをかけていまのようになったと考えていいでしょう。この一日三回食事をとるスタイルには、よい点もあれば、悪い点もあります。よい点は、一日にいろいろな種類の食材を楽しめることです。悪い点は、過食になりやすく、過栄養に傾きやすいことです。

人を育てるのと同じように、一日三回食事をとる習慣をうまく育てる必要があります。せっかく食事の機会が多いのですから、豊富な食材を使い、工夫を凝らした調理法を楽しむとよいでしょう。

そして、一日二〇品目といわず、三〇品目、四〇品目を目指して食べましょう。逆に、炭水化物のとり過ぎや油のとり過ぎなどでバランスを崩さないように注意しましょう。

漢方と食材

わたしたちは、漢方薬に使われている材料を知らないうちに食材として取り入れています。

たとえば、生姜です。生姜は、漢方薬の材料として生のままで使われたり、蒸して乾燥させて使われたりします。他には山椒やシソなども、漢方薬の材料として活用されています。これらをうまく使うことで食生活が豊かになり、健康な毎日を過ごすための「薬膳」としての食事をとることができるようになります。

最も簡単に食事を健康に活かす方法は、日頃何気なく食べていた食材の健康効果を知ることです。あらためて注目して見なおすことで、普段の食事が薬膳に生まれ変わります。

茴香《ういきょう》（フェンネルシード）

インド料理店のレジなどにおいてある細長い紡錘《ぼうすい》形の種が、茴香です。一般的にはフェンネルシードと呼ばれ、噛《か》むと薄荷のような爽快感と甘い味が口の中に広がります。辛い料理のあと、清涼感で緩和されるという効果があります。

パン屋さんには、フェンネルシードが入ったものが売っていますね。茴香は、市販薬のタケダ漢方胃腸薬Aにも入っていて胃薬として使われています。「お腹を整え、胃を治し、痛みを軽くする」（赤松金芳・新訂和漢薬）作用があります。

タケダ漢方胃腸薬Aは速効性があり、特に胃薬の中でも「胃の痛み」によく効きます。わたしは、胃以外のお腹の痛み、たとえば生理痛などには茴香入りの安中散を処方します。

杏仁《きょうにん》

中国料理のデザートに出される杏仁《あんにん》豆腐に入っている杏仁は、バラ科のアンズの種です。杏仁などの植物の種からは植物性油が生成されますが、この油には便秘を解消する作用もあるため、下剤にも使われています。漢方薬の麻杏《まきょう》甘石湯《かんせきとう》に入っている杏仁は「痰《たん》を治し、呼吸困難、咳嗽《がいそう》を治す」（『薬徴』）作用があります。

わたしは、寒くなると胸がヒューヒュー鳴る人や気管支喘息《ぜんそく》の患者さんに、麻杏甘石湯を処方します。

同じバラ科の植物には、梅や桃やアンズがありますが、どちらの種にも青酸カリと同じ青酸配糖体であるアミグダリンが含まれていますので、大量に摂ると危険です。

桂枝（シナモンの枝）

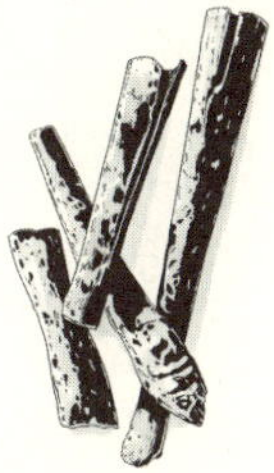

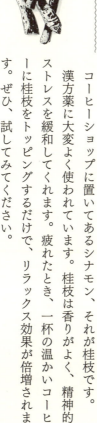

コーヒーショップに置いてあるシナモン、それが桂枝です。

漢方薬に大変よく使われています。桂枝は香りがよく、精神的ストレスを緩和してくれます。疲れたとき、一杯の温かいコーヒーに桂枝をトッピングするだけで、リラックス効果が倍増されます。ぜひ、試してみてください。

桂枝にはケイアルデヒドという油性成分が含まれています。このケイアルデヒドが脳を休めてくれます。ケイアルデヒドのもうひとつの役割は、発汗解熱作用です。桂枝は、漢方薬の基本となる桂枝湯にも入っています。第二章の風邪のところでも登場しましたね。

紅花《こうか》（サフラン）

紅花は、インド料理でよく目にするサフランライスの黄色をつけるために使われます。とはいえ高価なため、実際のサフランライスにはターメリック（ウコン）が使われているそうです。

ベニバナ油はリノール酸、つまりn－6系の必須脂肪酸ですが、最近ではあまり見かけなくなりました。新なたね油（キャノーラ油）などは、ベニバナ油よりもαリノレン酸が中心で比較的熱に強く、料理に使うにはオススメです。

紅花は、「血液のうっ滞を除き、痛みを治す」（『一本堂薬選』）作用があると言われ、血管を広げ血行をよくしてくれます。

漢方薬では、ニキビに処方される治頭瘡一方《ちづそういっぽう》に入っています。

葛根（クズ）

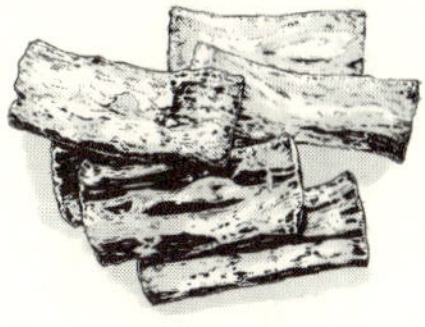

葛根は、くずきりやくず餅など、昔からとろみを付けるために使われてきました。もっと古くは、クズの根に含まれるデンプンは、救荒食（飢饉の際の食べ物）ともなっていました。

この葛根には、「項や背中がこわばるものを治す」（『薬徴』）という作用があります。これは葛根に含まれるダイゼインの鎮痙作用によるものです。この成分は、もちろん葛根湯にも入っていますので、葛根湯は肩こりや肩こりからくる頭痛にも効果的です。

葛根に含まれるイソフラボンは、女性ホルモンに似た作用があります。女性にはうれしい食材です。

また、もし葛根を購入するときは、日本産にされるといいでしょう。実は中国産の葛根は成分が違うと言われていますので、注意が必要です。

がい葉《よう》（ヨモギ）

春になると草餅を食べますが、あの緑色はヨモギの葉でつけられています。畑仕事をしている人が鎌で怪我をしたときには、ヨモギの葉をすりつぶして止血に使うそうです。この止血作用はがい葉に含まれるビタミンKの作用と考えられていますが、いまのところ詳細は不明です。

「婦人の不正性器出血や、腹痛を治す」(『古方薬議』)という作用があり、腸管の動きを押さえて下痢にも効果があります。お灸に使うもぐさは、ヨモギの葉の裏にある繊毛《せんもう》を精製したものです。

漢方薬では女性ホルモンのバランスが崩れたときに処方するきゅう帰膠《ききょうがいとう》艾湯に入っています。また、がい葉についても購入するときは日本産にされるといいでしょう。

山薬《さんやく》(山芋)

胃腸の調子が悪いとき、ヤマイモは消化を助け便通を整えてくれます。

昔から、栄養価が高く滋養強壮に使われている山薬は、長芋ではなく日本産の山芋で、徳川家康が常備薬として愛用した八味地黄丸《はちみじおうがん》に入っています。

他にも山薬の作用は血糖降下作用、抗炎症作用などが報告されています。八味地黄丸は加齢に伴う体調管理に適した薬です。長寿で子だくさんの徳川家康が愛した八味地黄丸は、働き盛りのわたしたちの強い味方だと言えます。

山椒

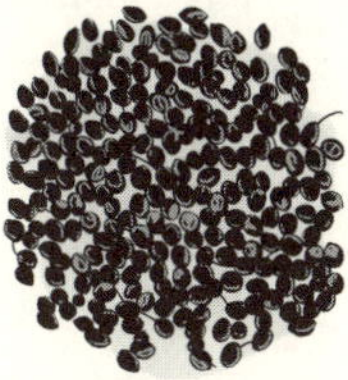

山椒は、ミカン科サンショウ属で世界中に分布しています。アゲハチョウが好んで卵を産み付けることでも有名ですね。日本では和歌山県が一番の産地です。また、ウナギを食べるときに山椒の粉をかけたり、田楽に山椒の新芽をあしらったりしますし、七味などにも加えられていることがあります。日本では身近な漢方食材だと言えるでしょう。なお、日本の山椒と海外の山椒では、中に入っている成分が異なる場合があります。

山椒の作用は「腹の中の冷えや痛みを治す」(『一本堂薬選』)とされています。山椒に含まれるサンショールには腸管運動を促進する、血流を改善する、局所麻酔などの効果があることがわかっています。

わたしは旅行先で、お腹が疲れて働いていないと感じたときには、ウナギ屋さんに入り、いつもより多めに山椒をかけるようにしています。

蘇《そ》葉《よう》（シソ）

お刺身のツマについてくる蘇葉は、毒消しの役割をします。

また、蘇葉には精神的ストレスを解消してくれる働きがあり、免疫力を上げてくれます。

漢方薬に使われる蘇葉は赤色のもので、アントシアニンが豊富に含まれており、緑色のものよりも抗酸化作用が強いのが特徴です。

わたしは夏になると赤蘇葉のジュースを飲んで、強い太陽光線による炎症を緩和するようにしています。

厚《こう》朴《ぼく》（ほおのき）

飛騨《ひだ》地方の郷土料理「ほお葉味噌」「ほお葉寿司」などには、ホオノキの葉が使われています。

漢方薬に使われているのは、ホオノキの皮です。厚朴は、胃薬やノドの症状に使います。

この厚朴と蘇葉を組み合わせると、ノドの違和感に効果があります。

わたしは、まるでノドに梅の種がつまったように感じる「梅核気《ばいかくき》」という症状に、厚朴と蘇葉を組み合わせた半夏厚朴湯《はんかこうぼくとう》を処方します。
この薬は、最近増えている逆流性食道炎にも効果があります。

山梔子《さんしし》（クチナシの実）

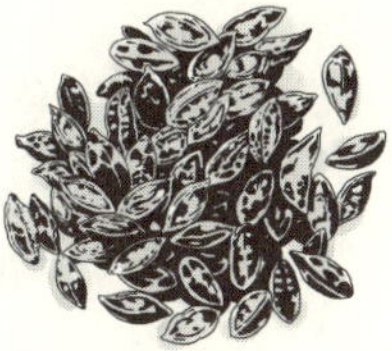

タクアンの黄色は、クチナシの実で着色しています。栗きんとんの黄色もクチナシですね。昔から染料としても使われてきました。
この黄色はゲニポシドという成分で、胆汁分泌促進作用、胃酸抑制作用、脂質代謝改善作用などがあります。この山梔子は、黄疸《おうだん》の治療に使われます。黄色の薬で黄色くなった人を治す、というのは何だか不思議ですね。
最近の研究ではゲニポシドを長期的にとると、大腸の静脈が硬くなる病気になることがわかりましたので、注意が必要です。

大棗《たいそう》（ナツメの実）

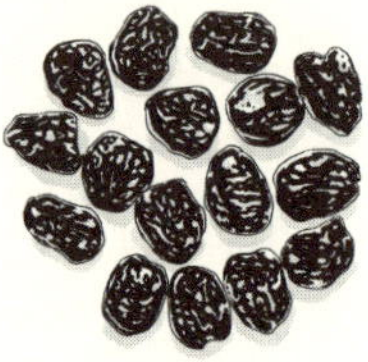

砂糖がない時代に料理の甘みを付けるために使われていた大棗は、韓国料理の参鶏湯《サムゲタン》にも使われていますね。

大棗は、「強くお腹がひきつれるものを治す」（『薬徴』）と言われ、胃潰瘍予防や抗アレルギー作用が認められています。身体の痛み、脇腹や腹の中の痛みを治す。大棗と生姜を組み合わせると、胃腸を温めて消化管を調整してくれる働きがあります。

また、大棗が使われている漢方薬・小柴胡湯《しょうさいことう》には、免疫活性化作用があることが証明されています。ナツメの種が酸棗仁《さんそうにん》です。酸棗仁には、精神安定作用があるので、漢方薬の睡眠薬に使われています。

陳皮（みかんの皮）

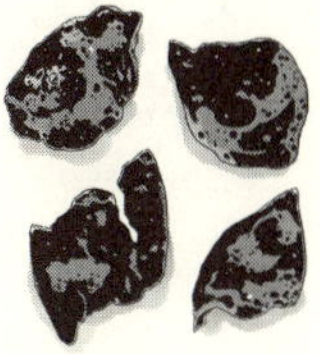

ミカン科の植物は、いろいろな漢方薬に使われています。

その代表が陳皮です。他には、ダイダイや夏みかんの熟していない実を乾燥させた枳《き》実《じつ》や青いままのみかんの皮などが使われます。

どれも胃液分泌促進作用など胃薬として使われます。

注目すべきは、わたしたちが最もよく目にする温州《うんしゅう》みかんに含まれるβクリプトキサンチンには、肝機能障害を改善したり、骨粗しょう症の予防、動脈硬化予防などがあるという点です。

すでにご紹介したように、βクリプトキサンチンは、海外から輸入されるレモンやオレンジにはほとんど含まれていません。ぜひ、健康のために温州みかんを食べましょう。

さらに、皮の白い部分には、ヘスペリジンという成分が豊富に含まれています。ヘスペリジンは抗酸化作用に優れ、体調を整えてくれます。温州みかんを食べるときは、皮の白い部分も忘れずに食べるようにしましょう。

よく苡仁《いにん》（ハトムギ）

お茶として愛用されているハトムギの皮を取り去ると、漢方薬のよく苡仁になります。原種であるジュズダマの種子を用いる場合、川穀《せんこく》と呼ばれます。

よく苡仁は、美肌効果が期待できると言われていますが、シミやイボを取ってくれます。女性にとってはありがたいですね。

これはよく苡仁の抗炎症作用や免疫賦活作用、抗アレルギー作用などによるものだと考えられています。

わたしは、ヘバーデン結節やブシャール結節など、指にできる腫れ物の治療に、よく苡仁を処方します。

漢方生活のすすめ

漢方と薬箱

ここまで、お茶や漢方食材を紹介してきましたが、「漢方薬を日常生活の中で活用したい」というご要望も当然多いかと思います。

しかし毎日仕事が忙しく、なかなか病院や診療所に受診する時間がない……というかたもいらっしゃるでしょう。

そんなあなたには、薬箱をオススメします。自分の健康を自分で守るセルフメディケーションを実践するには、薬箱が必須です。

昭和の時代までは富山の薬売りが各家庭を定期的に回り、それぞれの家庭においてある薬箱を管理していました。

ある家庭では胃薬の消費量が多く、ある家庭では整腸薬の消費量が多いなど、それぞれの家庭の特徴に合わせて薬を補充してくれました。現在はインターネットでも薬を購入することができるようになりました。しかし、薬の管理はどうしても自分でやるしかありません。

薬局に相談しよう

自分の体調管理のために、どの製薬会社のどの薬を選べばよいのでしょう？　綺麗に並べられた薬局の薬棚を漠然と眺めていても、答えは出ません。

インターネットでは莫大《ばくだい》な情報が流れていますが、その中から自分に合った薬を選ぶことは至難の業です。そこで活用したいのが、薬局の薬箱的活用です。

薬局には薬剤師と医薬品登録販売者がいます。薬剤師も医薬品登録販売者も国家資格です。

医療用医薬品と一般用医薬品の両方について知識を持っているのが薬剤師です。一般用医薬品について知識を持っているのが医薬品登録販売者です。

どちらも薬の専門家ですので、みなさんの疑問にわかりやすく答えてくれます。皆さんの体調管理にどの薬がいいのか、一度、薬局で相談されるとよいでしょう。きっと、いい答えが見つかるはずですよ。

保険薬局を選ぼう

このとき注意して欲しいのは、保険薬局を選ぶことです。

保険薬局とは、病院や診療所の処方せんを受け付けている薬局のことです。保険薬局には、周囲の病院や診療所の処方せんを持った人が薬を受け取りにきます。そのとき、保険薬局にはあなたが住んでいる街の医療情報が集まってきます。もしあなたが病気になったとき、どの病院や診療所を受診したらいいのか、親身になって相談に乗ってくれるでしょう。

さらに、保険薬局の中には二四時間三六五日、電話での問い合わせにも対応してくれるところもあります。

悶々《もんもん》と一人悩んだり、自力でインターネットで調べたりという無駄な時間を過ごさないためにも、薬局と薬箱を活用しましょう。

漢方と出会うには

自分に合った薬箱を見つけたあなたは、次はどこで漢方に出会えばいいのでしょうか？

実は、保険薬局でも、商売優先で高価な漢方薬の購入を勧める場合があります。

わたしのクリニックにも、「一ヶ月分、三万円と言われ、財布が続かなくなったので受診しました」というかたが後を絶ちません。どこに行けば、安全で安心な漢方に出会えるのでしょうか。

結論としては、日本東洋医学会が定める漢方専門医を受診することをオススメします。では、専門医とは何でしょうか。

日本にあるいろんな学会が、独自のルールで認めたものが専門医です。学問の専門を意味する専門医には、それなりのレベルを維持することが求められます。

漢方専門医になるためには

権威ある専門医が多いなかで、残念ながら名ばかりの専門医も多くいます。

日本東洋医学会が認める漢方専門医を例に説明します。専門医となるためには、いくつかの条件が必要になります。

まず専門医試験を受けるための条件は、①医師免許取得後六年目以降であること、②基本的な学会の認定医資格を有すること（たとえば、外科学、内科学の学会が認めた認定医など）、③学会が定めた研修施設で三年間の研修を行うことなどです。

受験資格を得たあとは専門医試験を受けます。試験はマークシートと口頭試問がありま す。これで合格すればやっと漢方専門医になれるわけですが、その後も五年ごとに免許を更新する必要があります。

通いやすいお近くに、漢方専門医がいる病院があるなら、まずは受診してみることをお勧めします。

薬剤師と看護師の漢方知識

医師に対しては、かなりいろいろと高いハードルが用意されているのですが、薬剤師、看護師、医薬品登録販売者に関してはそのハードルはありません。

実際に、現在の薬学部や看護学部では、漢方医学の教育自体が行われていません。学生時代に漢方医学の勉強をした薬剤師は三人に一人だと言われています。

そして残念ながら、看護師にいたっては、全国の看護教育機関の数施設（五％以下）でしか漢方医学を教えていません。つまりほとんどの看護師は、漢方医学の「か」の字も、知らないわけです。

薬剤の専門家である薬剤師が漢方薬のことを知らないという事実に、驚かれたかたも多いと思います。同じように看護師も漢方医学についてまったく知識が無いという事実に、愕然《がくぜん》としたかたも多いでしょう。

だからこそ、みなさんが漢方と出会うには漢方専門医の診察を受けることをオススメします。そのためには、日本東洋医学会のホームページを活用してみてください。日本東洋医学会のホームページ（https://www.jsom.or.jp/）で、「専門医検索」が簡単にできます。

『養生訓』の発想

この本の「はじめに」に登場した、貝原益軒の『養生訓』という本のことを覚えておいででしょうか？

そこには、現代の私たちが読んでも「なるほど」とうなずけることが多く書かれています。たとえば、『養生訓』冒頭の総論のなかには、次のような文章があります。

凡ての人、生れ付きたる天年はおほくは長し。天年をみじかく生れ付きたる人はまれなり。

全ての人は、生まれつきの寿命はたいてい長いものである。寿命が生まれつき短い人はまれである。

身つよく長命に生れ付きたる人も、養生の術なければ早世す。虚弱にて短命なるべくと見ゆる人も、保養よくすれば命長し。是皆、人のしわざなれば、天にあらずといへり。

頑健で長命に生まれついた人でも、養生の術を実践しなければ早死にしてしまう。生まれつき虚弱で短命と思われる人でも、よく保養すれば長生きすることができる。これはみな、人の行い次第である。ゆえに『老子』に「命にあらず（天命次第ではない）」とあるのだろう。

益軒はまた、人間は五〇歳を超えないと知恵も出ないし、知識にも乏しく、人生の本当の楽しみは味わえないとも言っています。

さらに、なるべくは六〇歳までは生きられるように養生につとめるべきだ、とも述べています。

わたしは本書を、『養生訓』の現代版とでもいうべき性格を持たせたいと思いながら執筆しました。先ほどの『養生訓』の引用と、これまで本書で述べてきたことに共通点が多いことからも、そのことはおわかりいただけるかと思います。

『養生訓』は、一般の市民に向けて書かれた健康本として、また生活スタイルの指導書として、広く当時の日本人に受け入れられ、ベストセラーとなりました。

また、『養生訓』を執筆したとき、著者の貝原益軒はなんと八三歳でした（その年齢にして、虫歯が一本もなく、全ての歯が健在だったというから驚きです）。

現代のわたしたちは、益軒が読者に目標として提示した年齢まで、健康に働くことを求められています。

江戸時代においては、それは益軒のような学識を備えた人や、あるいは栄養状態を維持できる身分の人を除けば、なかなか大変なことだったかも知れません。しかし、いまの日本は様々な食材が溢れ、進んだ西洋医学と、そして脈々と受け継がれ発展してきた漢方がありません。

生まれ持った体質や、生活習慣からくる体調不良も、これらを駆使すれば改善することが可能です。

益軒の目指した「養生」を実践できる時が、ようやくやってきた……とも言えるかも知れません。

本書で紹介できなかったことは数多いですし、医学は日々進歩していきます。

みなさんが長く健康な人生のなかで、より多くの素晴らしい養生法に巡り会えることを願っています。

養生こそが一番の仕事術

世の中には、仕事術に関する情報があふれています。

書店の棚にも、さまざまな仕事術の本が並んでいます。たしかに、仕事を効率よく、しかも高い水準でこなしていくためには技術が必要でしょう。

しかし、わたしが考える最高の仕事術は、タスク管理や効率化、思考法といったたぐいのものではありません。

毎日の健康を維持するために「養生」を実践すること、それこそが一番の仕事術だと考えています。

たとえばもし、みなさんが風邪を引いて、仕事を一日休んでしまったと考えてみてください。

ロスした一日を一週間で取り戻すためには、毎日数時間余分に働かなければならないでしょう。病み上がりで残業をするのは辛いものです。

こう考えると、日々の仕事の効率をあげること以上に健康な毎日を過ごすことが、いかに重要かわかっていただけると思います。

先人の知恵に学び、健康を手に入れる

風邪を引かないためには、日々の健康管理が必要です。とはいえ、健康によいからといって、忙しいみなさんは毎日時間をかけて栄養満点の手の込んだ食事をするというわけにもいかないでしょう。

また、若いかたがたは、健康な食事のために、日々充分なお金を使うことも難しいでしょう。

お金をかけずに、そして手間も暇もかけずに健康を手に入れるためには、いったいどうしたらよいでしょう?

わたしは、先人の知恵に学ぶのがよいと思っています。そして、漢方医学はまさにそのかたまりです。

第三章の最後で述べたとおり、本書は平成版『養生訓』ともいうべきものを目指し、先人の知恵を散りばめた内容になっています。

それは**必ず、あなたの役に立つ**と思っています。

健康のためには毎日の積み重ねが大切

細胞は、遺伝子を中心にエネルギーを作るミトコンドリアや、異物を認識する細胞膜を持つ最も小さな生命体と言えます。この小さな生命体である細胞を効率よく活性化させることが、健康な毎日を送るための原動力になります。

そして、その小さな細胞を動かすためには、ほんの僅かな力があれば十分なのです。もし細胞に大きな力を加えてしまうと、細胞は潰れてしまったり、溶けてしまったりします。

細胞の集合体である人間の身体にも同じことが言えます。

つまり、いくら健康によいと言われているものでも、多量に取ることはかえってマイナスになるのです。何事も、ちょっとしたことを積み重ねることが大切です。

生命が永い年月をかけて進化した中で勝ち取った仕組みは、昔も今も変わりません。細胞ひとつひとつを活性化する方法が、漢方医学には備わっています。

うまく働いていなかった細胞を活性化するために、みなさんもぜひ、漢方医学から学び、その知識を活用してください。

どうか、この本を手に取ったみなさんが、健康で元気に働き、願わくばそれぞれのお仕事で活躍されることを心からお祈りしております。

二〇一六年五月吉日　芝大門いまづクリニック院長　今津嘉宏

主要参考文献

【書籍】

- 今津嘉宏『89・8％の病気を防ぐ上体温のすすめ　名医が実践する新・体温健康法！』（ワニブックス、二〇一四年）
- 今津嘉宏『子どもの心と体を守る「冷えとり」養生』（青春出版社、二〇一五年）
- 今津嘉宏『「睡眠」「野菜不足」「冷え」を改善！　115歳が見えてくる〝ちょい足し〟健康法』（ワニブックス、二〇一五年）
- 北島政樹・監／今津嘉宏・編『がん漢方』（南山堂、二〇一二年）
- 上園保仁『長生きするがん治療』（ワニブックス、二〇一五年）
- 丁宗鐵、南伸坊『丁先生、漢方って、おもしろいです。』（朝日新聞出版、二〇一四年）
- 増田美加『病名のない診察室』（ワニブックス、二〇一四年）
- 小曽戸洋『新版　漢方の歴史』（大修館書店、二〇一四年）
- 井齋偉矢『西洋医が教える、本当は速効で治る漢方』（SBクリエイティブ、二〇一四年）

・北島政樹 監修／今津嘉宏 編『がん漢方』（南山堂、二〇一二年）
・愛宕元、冨谷至・編『中国の歴史〈上〉古代・中世』（昭和堂、二〇〇九年）
・田代眞一『ビールを飲んで痛風を治す！』（角川グループパブリッシング、二〇〇八年）
・毎日新聞社・編『湖南省出土古代文物展　古代中国の文字と至宝』（毎日新聞社、二〇〇六年）
・村田高明『冷え症を気持ちよく治す――頭痛、肩こり、生理痛も消える！　便秘や不眠ともサヨナラできる！』（マキノ出版、二〇〇二年）
・貝原益軒・著／伊藤友信・訳『養生訓』（講談社学術文庫、一九八二年）
・吉本道雅『史記を探る――その成り立ちと中国史学の確立』（東方書店、一九九六年）
・小曽戸洋、長谷部英一、町泉寿郎・著／馬王堆出土文献訳注叢書編集委員会・編『五十二病方 馬王堆出土文献訳注叢書』（東方書店、二〇〇七年）
・吉益東洞『薬徴』（たにぐち書店、二〇〇七年）
・大塚敬節、矢数道明、清水藤太郎『漢方診療医典』第六版（南山堂、二〇〇一年）
・浅田宗伯・著／木村長久・編『古方薬議・続録　和訓』（春陽堂書店、一九八二年）
・香川修庵・著／難波恒雄・編『一本堂薬選』（井上書店 漢方文献刊行会、一九七六年）

【論文・雑誌・WEB他】

- 今津浩喜ほか「小腸大量切除後の下痢に対してツムラ大建中湯を使用し有効であった1症例」(『漢方医学』一四巻九号、一九九〇年九月)
- 今津嘉宏ほか「80大学医学部における漢方教育の現状」(『日本東洋医学雑誌』六三巻二号、二〇一二年三月)
- 今津嘉宏「気になる疑問をすっきり解決! Dr.今津の漢方薬入門(第四回)漢方薬の副作用」(『看護技術』五九巻四号、二〇一三年四月)
- 東郷俊宏「お灸の歴史——科学史の視点から——」(『全日本鍼灸学会雑誌』第五三巻四号、二〇〇三年)
- 中村学園大学図書館「貝原益軒アーカイブ」(http://www.nakamura-u.ac.jp/library/kaibara/archive03/)
- 「医薬品情報データベース」各医薬品添付文書(http://database.japic.or.jp/)
- 「Cracking Knuckles Sets Off 'Fireworks' on Ultrasound」(http://consumer.healthday.com/health-technology-information-18/mri-scan-news-455/knuckle-cracking-sets-off-fireworks-on-ultrasound-705703.html)
- 「中央研究院漢籍電子文献」(http://hanji.sinica.edu.tw/)

【漢籍類】

- 『史記』『漢書』(中華書局、一九八二年)

- 『山海経』（上海古籍出版社、二〇一五年）
- 『説文解字注』（江蘇広陵古籍刻印社、一九九七年）
- 『日本国見在書目録』（『續群書類従』所載年）

※その他の漢籍史料および注釈類や、関連する日文・中文を中心とする論文類は本書の性格上省略しました。

仕事《しごと》に効《き》く漢方診断《かんぽうしんだん》

二〇一六年 五 月二五日 第一刷発行

著者 今津嘉宏《いまづよしひろ》

発行者 藤崎隆《ふじさきたかし》・太田克史《おおたかつし》
編集担当 大里耕平《おおさとこうへい》
編集副担当 太田克史・平林緑萌《ひらばやしもえぎ》

発行所 株式会社星海社
〒一一二-〇〇一三
東京都文京区音羽一-一七-一四 音羽YKビル四階
電話 〇三-六九〇二-一七三〇
FAX 〇三-六九〇二-一七三一
http://www.seikaisha.co.jp/

発売元 株式会社講談社
〒一一二-八〇〇一
東京都文京区音羽二-一二-二一
(販売) 〇三-五三九五-五八一七
(業務) 〇三-五三九五-三六一五

印刷所 凸版印刷株式会社
製本所 株式会社国宝社

アートディレクター 吉岡秀典《よしおかひでのり》（セプテンバーカウボーイ）
デザイナー 山田知子《やまだともこ》（チコルズ）
フォントディレクター 紺野慎一《こんのしんいち》
イラスト くらふと
本文図版 松原由香《まつばらゆか》
校閲 鷗来堂《おうらいどう》

ISBN978-4-06-138587-0
Printed in Japan

82
SEIKAISHA SHINSHO

本書で生薬のイラストを担当したグルメまんが界の新鋭・
くらふとの単行本が星海社COMICSより好評発売中!!

お役所の職員食堂でごはんを食べよう!

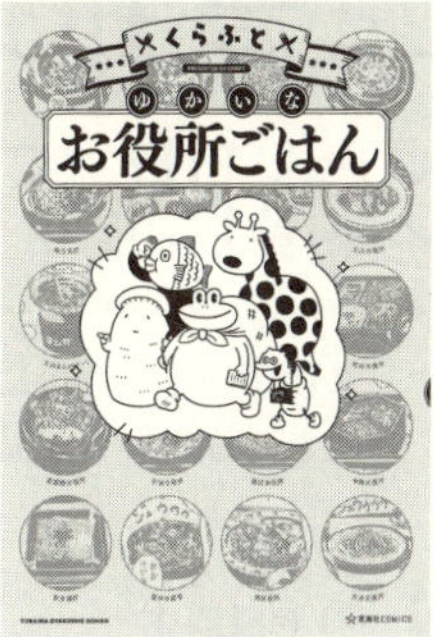

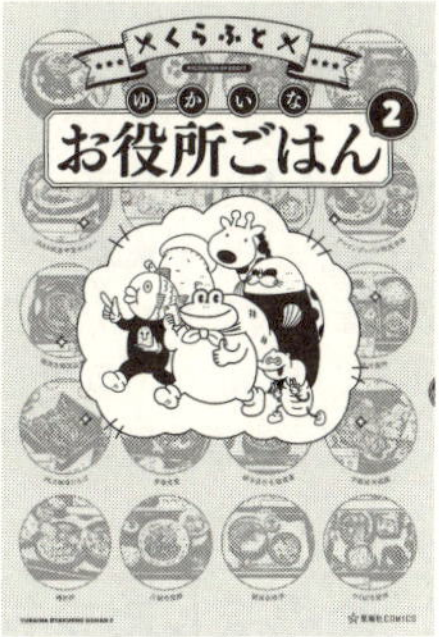

おいしくごはんをいただきながら、看板メニューや独自の取り組みについてお話しをうかがえば、「お役所」の硬いイメージもあら不思議……あっという間にゆかいなものに。新鋭・くらふとが贈る、新感覚グルメまんが！

Web サイト「ジセダイ」にて掲載中！
http://ji-sedai.jp

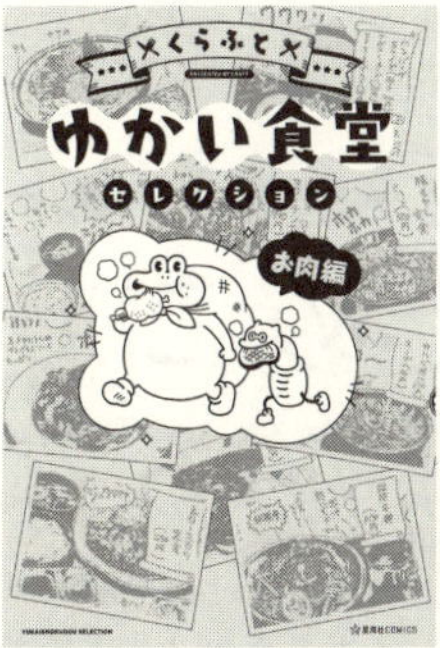

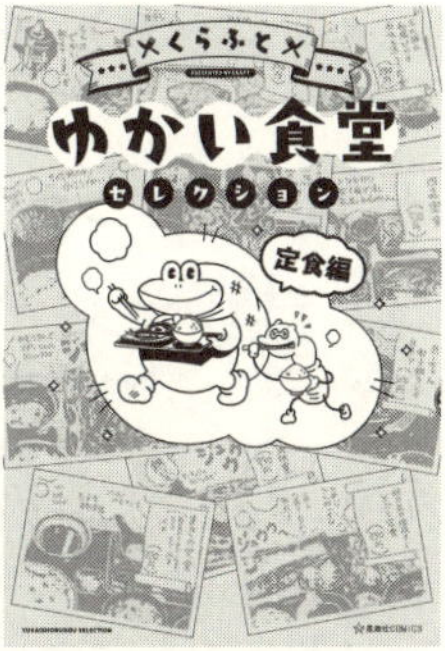

グルメまんが界の新星・くらふとが、WEB を舞台に描き続けてきた『ゆかい食堂』が、ついに単行本化。第一弾は「お肉編」、第二弾は「定食」編。どこから読んでも腹が鳴る！

各媒体に掲載中! 詳しい情報は公式サイト『ギャラリークラフト』へ
http://gallerycraft.hateblo.jp

星海社新書ラインナップ

55 あなたのプレゼンに「まくら」はあるか？ 立川志の春

イェール→三井物産→立川志の輔門下！

修業を経て私の中に芽生えたのは、「サラリーマン時代に落語知っていれば、もう少しましな仕事ができたのに」という思いでした。落語には、仕事を進化させるヒントが詰まっています。

2 仕事をしたつもり 海老原嗣生

いつも忙しいのに成果が出ない。なぜだ！

どうしてみんな、一生懸命働いているフリをするのか？ 時間と労力の無駄なのに、どうしてそれはなくならないのか？「雇用のカリスマ」海老原嗣生が、ビジネスの常識をぶった斬る。

16 自分でやった方が早い病 小倉広

仕事をためこむバカにはなるな！

「任せ方がわからない」「任せたくない」「教えるのが面倒」……そんな思考に陥ってはいないだろうか？　本書ではリーダーシップ研修のプロが「本当の任せ方」「人の育て方」を披露する。

SEIKAISHA SHINSHO

星海社新書ラインナップ

72 広岡浅子 **明治日本を切り開いた女性実業家** **小前亮**

波乱万丈、
明治女子の生涯！

三井家から大坂の豪商・加島屋に嫁ぎ、銀行業、炭鉱業、生命保険業、女子教育に尽力した女傑・広岡浅子。歴史小説家が史料に基づき、時代背景をも紐解きつつ語る、唯一の本格伝記

70 全国国衆ガイド **戦国の“地元の殿様”たち** **大石泰史**

全国514氏、
津々浦々の殿様たち

戦国時代、守護や戦国大名の介入を受けず、時には郡規模に及ぶ領域を支配した国衆たちがいた。本書は、一般書として初めて国衆を網羅的に扱った。中世史研究の最前線がここにある！

52 江戸しぐさの正体 **原田実**

「江戸しぐさ」は
現代人の創作だ！

「傘かしげ」などのしぐさは江戸時代の風俗に合致せず、文献上の初出は80年代……。虚偽を根拠に道徳は語れない。教育現場にまで入り込んだ偽史を、懐疑的立場から検証する！

SEIKAISHA
SHINSHO

星海社新書ラインナップ

75　今すぐ中国人と友達になり、恋人になり、中国で人生を変える本　井上純一

今すぐ中国人と友達になろう！

大ヒットエッセイ漫画『中国嫁日記』の井上純一が、中国人の人付き合いの論理と極意を直伝。キーワードは、“利害関係”と“身内”。ルールさえわかれば、きっと今すぐ仲良くなれる！

60　中国のインターネット史　山谷剛史

6億人の巨大国家、ネット上に出現!!

Googleなどの西側サービスを遮断し、ネット上で独立国の様相を呈する中国。政府主導のネット導入から現在までの20年を、この道14年の専門家がはじめて通史的に記述する！

54　知中論 理不尽な国の7つの論理　安田峰俊

反中・嫌中を乗り越えろ！

不気味な大国・中国。しかし、その不気味さの原因を、彼らが「バカ」で「悪」であることに求めてはいけない！　蔑視も理想論も捨てて中国と向き合うことで、新たな地平が拓かれる！

次世代による次世代のための

武器としての教養
星海社新書

星海社新書は、困難な時代にあっても前向きに自分の人生を切り開いていこうとする次世代の人間に向けて、ここに創刊いたします。本の力を思いきり信じて、みなさんと一緒に新しい時代の新しい価値観を創っていきたい。若い力で、世界を変えていきたいのです。

本には、その力があります。読者であるあなたが、そこから何かを読み取り、それを自らの血肉にすることができれば、一冊の本の存在によって、あなたの人生は一瞬にして変わってしまうでしょう。思考が変われば行動が変わり、行動が変われば生き方が変わります。著者をはじめ、本作りに関わる多くの人の想いがそのまま形となった、文化的遺伝子としての本には、大げさではなく、それだけの力が宿っていると思うのです。

沈下していく地盤の上で、他のみんなと一緒に身動きが取れないまま、大きな穴へと落ちていくのか？　それとも、重力に逆らって立ち上がり、前を向いて最前線で戦っていくことを選ぶのか？

星海社新書の目的は、戦うことを選んだ次世代の仲間たちに「武器としての教養」をくばることです。知的好奇心を満たすだけでなく、自らの力で未来を切り開いていくための〝武器〟としても使える知のかたちを、シリーズとしてまとめていきたいと思います。

2011年9月

星海社新書初代編集長　柿内芳文

SEIKAISHA SHINSHO